于专业，初心始终如一。

THE GOOD QUALITY COMES FROM THE SPECIALTY.

让天下没有难坐的月子

任承巍／著

当代世界出版社
THE CONTEMPORARY WORLD PRESS

图书在版编目（CIP）数据

让天下没有难坐的月子 / 任承巍著. -- 北京 : 当代世界出版社, 2021.4
ISBN 978-7-5090-1598-8

Ⅰ. ①让… Ⅱ. ①任… Ⅲ. ①产褥期－妇幼保健－基本知识 Ⅳ. ①R714.6

中国版本图书馆CIP数据核字(2020)第263665号

让天下没有难坐的月子

作　　者：任承巍
出版发行：当代世界出版社
地　　址：北京市东城区地安门东大街70-9号（100009）
网　　址：http://www.worldpress.org.cn
编务电话：（010）83907528
发行电话：（010）83908410（传真）
13601274970
18611107149
13521909533
经　　销：新华书店
印　　刷：北京博海升彩色印刷有限公司
开　　本：710×1000毫米　1/16
印　　张：13
字　　数：175千字
版　　次：2021年4月第1版
印　　次：2021年6月第2次
书　　号：978-7-5090-1598-8
定　　价：58.00元

推荐语

潘若莎：美国卓越儿童大学创始人，著名教育专家

任院长是我多年的挚友，亲眼见证她十几年全身心地致力于女性产褥期健康事业，她身上拥有的不仅仅是高尚的南丁格尔奉献精神，更是伟大的母性精神，她把自己全部的爱和身心投入了这项事业，成就了无数家庭的幸福。我相信这本书，不仅仅是指导女人健康的工具，更是护航母婴幸福的宝典。她是带着使命感从事此项事业，多年的丰富经验值得推广。

盘仲莹：北京和睦家医院院长

传统的“月子”因陈规滥矩、观念陈旧被口诛笔伐。而创建巍阁的任承巍女士等新一代“月子服务”引领者，化腐朽为神奇，将传统和现代结合，为新时代的妈妈们提供舒适的产后养护。让“月子”成为妈妈们调理身体、学习科学育儿的时机，让受损的肌体焕发新生机。

张洋睿：世界礼愈之父，达领国际精英学院创始人

任家有爱，承华古法，巍我未来。

对婴儿的爱是最纯洁的，对月子妈妈的爱是最有担当的。能把对母

婴的爱作为家族使命，全心全意，不仅需要纯洁的初心，更需要事无巨细地全力以赴。我眼中的作者，是一位胸怀大爱、热衷中国传统文化的社会栋梁。愿在她的引领下，中国的小苗茁壮成长，中国的母亲更加健康美丽！

冀欣：央视著名主持人

日子过着过着，就到了“月子”；“月子”坐着坐着，又回到了日子，生活中的很多光，要靠自己点燃。听好朋友任承巍院长说说那些“月子”里的事……

孔维：著名影星，传梦公益基金创始人

任承巍，也被叫作“院长妈妈”，这来自她15年行业经验的沉淀……相信可以帮助到更多的家庭！我们都是妈妈的孩子，保护好妈妈，孩子会更健康。

杨若兮：演员；**连奕名**：演员，导演

坚持15年，在业内不断探索、创新的女性，被不知所措的新手妈

妈信任和依赖的姐姐，立志倡导女人先要学会爱护自己才能更好地照顾孩子和家庭概念的先锋达人，任承巍。女人最脆弱的日子里有她相伴，踏实！

王琦：演员；**沈腾**：演员，导演

从认识巍阁到相信巍阁，再到结识这位巍阁"院长妈妈"，一个家庭特殊的岁月，她带领的团队，不愧对专业人士的赞许，给了这些家庭精心的专业呵护和宝贵的专业经验。如今，她把自己所积累的分享给大家，很赞也很期待，希望更多的家庭受益！

姜逸磊（Papi 酱）：著名演员，短视频创作者

在所有女性最脆弱又最辛苦的时候，在所有宝宝呱呱坠地最需要照顾的时候，在每一个家庭因为新生命的到来而欣喜若狂却手足无措的时候，她都在。她是每一位宝妈的好朋友，是每一个宝宝的"好妈妈"，是每一个家庭的好帮手。"院长妈妈"，宝妈们这样称呼她。15 年来，业内对她交口称赞，她却依然不断探索、奋勇向前，因为她知道，唯有这样，才能使每一位得到她照顾的孩子、妈妈有着更美好的明天。让我们记住她的名字，任承巍。

推荐序

一、巍阁是积极心理学 + 中医食养智慧应用的国内旗舰与标杆

在人类进化历程中，有四次伟大的心智革命——积极心理学的发展恰好顺应了这第四次心智革命。巍阁学习并应用了积极心理学与中华瑰宝中医食养智慧，成为国内旗舰与标杆。

第一次革命大约发生在 3000 多年前。这次革命让人类首次意识到自己的思想和智慧其实比力气和凶狠更有价值。

第二次革命发生在所谓的“轴心时代”。在北纬 25 度至 35 度区间所发生的人类文明精神的重大突破被称之为“轴心时代”。那一时期，在古希腊有苏格拉底、柏拉图；在以色列有犹太教的先知们；在古印度有释迦牟尼；在古代中国有孔子、老子……他们提出的思想原则塑造了不同的文化传统，并一直影响着人类的生活。

第三次革命发生在 18 世纪初至 2000 年的科学启蒙时代。这是一个科学与知识大规模发展的时代，覆盖了各个领域，如自然科学、社会科

学、哲学、伦理学、历史学、文学、教育学等。它强调不受束缚地、不加批判地使用理性，勇于质疑权威与传统教条，朝个人主义发展，强调人类进步观念，促进了资本主义和社会主义的同步发展。

第四次革命发生在当代。从20世纪90年代开始的人类生存环境的改变和物质生活的提高并没有改善人类的心理生活。抑郁症、焦虑症、愤怒、高自杀率等困扰着我们。因此，从孕妇开始改善人类的心理体验、关注人类心理健康和幸福生活的巍阁一直走在前面。

人类精神文明进步的第二个“轴心时代”与第一个“轴心时代”的区别主要体现在人类心理需求的三大变化：从减轻痛苦到创造幸福；从自我主义到集体主义；从过去导向到未来导向。

而积极心理学在很大程度上可以成为这第二个轴心时代。所以，积极心理学并不是异想天开地横空出世，它是人类文明进步的选择。巍阁将不甘人后，大步向前。

二、巍阁让每位妈妈和宝宝进入“婴儿时代”

尼采把人类精神分为三种境界：

第一境界：被称为“骆驼”特性。骆驼只会坐在哪里，呻吟并忍受一切。

第二境界：被称为“狮子”特性。狮子会说“不”——对贫穷说“不”、对暴政说“不”、对瘟疫说“不”、对愚昧说“不”。从被动到主动。

第三境界：被称为“婴儿”特性。这是一种活在当下、享受一切的状态。

积极心理学理论指导的幸福方法将实践引领人类进入“婴儿”时代：
婴儿的特质世界是美好；
婴儿对更多人生意义与目的说“是”；
婴儿对更多积极情绪说“是”；
婴儿对更多积极投入说“是”；
婴儿对更多积极人际关系说“是”；
婴儿对更多人生成就说“是”；
“婴儿”时代就是积极心理学理论的体现，幸福方法的实践。

巍阁一直在引领与践行。

——纪汉平教授

美国普莱斯顿大学潜能开发与心理治疗博士
北京大学医学部精神卫生与心理卫生专业硕士
中华育婴协会学术委员会副主任
中国优生优育科学协会特聘专家

自序

古圣先贤，对于女人的一生，做了经典论述，借此帮助我们女人认识自己的身体和生命变化周期：

女子七岁，肾气盛，齿更发长；二七而天癸至，任脉通，太冲脉盛，月事以时下，故有子；三七，肾气平均，故真牙生而长极；四七，筋骨坚，发长极，身体盛壮；五七，阳明脉衰，面始焦，发始堕；六七，三阳脉衰于上，面皆焦，发始白；七七，任脉虚，太冲脉衰少，天癸竭，地道不通，故形坏而无子也。——《黄帝内经》

女人的人生历程以七年为一个周期。每过七年，身体就会经历一次变化，肾精、气血随着年龄的增长而逐渐减少，由盛到平均，由平均到衰，由衰到虚，由虚到脏腑经络、身体状态全面衰败以至“地道不通”而“形坏”。

从古至今，人们都在不遗余力地探索生命密码，寻找让生命得以延续、长盛不衰的途径。接下来就让我们具体了解一下女性的人生历程：

“女子七岁，肾气盛，齿更发长。”这是对女子第一个周期的生理变化的阐述。七岁时，齿更（换牙）是由肾气促生发育的外在表现，而“发长”是指“长出黑发”，从“黄毛丫头”变成“黑发少女”。肾主骨生髓，其华在发，发为血之余。牙齿与头发的变化就是肾精、气血的变化的外在表现。

“二七而天癸至，任脉通，太冲脉盛，月事以时下，故有子。”这是说女性到了二七一十四岁时，天癸至（月经来潮），这是女性身体的“成人礼”，也是女子人生的第一个春天。而“天癸至”表明有了月事，具备了怀孕产子的生理条件。藏于肾精当中的“天癸”（雌性激素）促进生殖功能发育成熟，推动女子生长发育，任脉畅通，太冲脉逐渐强盛，月事开始有规律的来临。

对女人来讲，任脉非常重要。任脉的循行是由会阴沿着腹部中线经肚脐向上，止于口唇下方的承浆穴；任脉的分支，环绕着口唇往上经眼睛，最后入脑。任脉气血充足的女子，嘴唇丰满，娇艳欲滴，不但很性感，也说明了她生育的生理功能良好。

太冲脉是肾精所化，起于丹田，从会阴往上到胸，像波浪一样散布于胸，女人行经时会有乳房发胀的感觉，就是因为冲脉散布于胸中导致的。

中医讲“冲为血海、任主胞胎”。所以说，女人孕育要具备三个条件：

一是要有天癸；

二是任脉要通；

三是冲脉血气要旺，这一点最关键的。

女子两次月经之间的间隔以四个七天，即二十八天为一个标准周期，提前一天或者延迟一至三天都在合理范畴之内，行经周期一般四至五天为宜，提前过多意味着气虚血热，延迟过久则表明宫寒血冷，月经量偏少说明气虚血瘀。

“三七，肾气平均，故真牙生而长极。”是说等到三七二十一岁，身体不再长高了，但肾精和肾气仍然很足，这个能量不再用于增加高度，而是用于充实她内在的组织和器官，表现出来的就是“筋骨坚实”。女子生真牙就是指长智齿，“长极”是指乳房、骨盆等各项发育达到顶点，也不会再长个儿了。古代以“丰乳肥臀”为选妻的标准，就是通过体态来判断女性健康状态和生育能力。

自然造就生命是有先后次序的，对于女性来说，繁衍后代是首要需求，所以肾气会优先供应生殖系统，然后剩余的肾气会平均给肢体和其他器官，直到女子四七，身体各项机能达到顶峰。所以三七到四七是女子生育的最佳年龄段。

“四七，筋骨坚，发长极，身体盛壮。”到了四七二十八岁，女子的身体状态达到了鼎盛。“发长极”指头发生长达到最丰盛的时期，之所以将头发作为判断标准，是因为“发为血之余”，一个人精血足的时候，头发就特别浓密，而且长得快，长得好，这就叫“发长极”。古时相亲，男女授受不亲，判断女子是否健康，除了“丰乳肥臀”的外在体态，就是看是否拥有乌黑浓密的秀发了。

二十八岁是女人生理的最高峰，是生命盛开的时期，精力会很充沛，做再多的事，也不会感觉累，这是“身体强壮”的表现。因此从三七到四七的周期是最适合结婚生子的阶段。适应自然规律，顺势而为，才会母肥子壮。

四七即二十八岁过后，经过孕育之苦，女子肾气的消耗慢慢大于积累，身体就逐渐走下坡路了。

“五七，阳明脉衰，面始焦，发始堕。”阳明脉有两条，一条手阳明大肠经，一条足阳明胃经。足阳明胃经起于鼻翼两侧，上行至鼻根部，沿鼻翼外侧下行至口角，再从腮沿着面颊往上走，直到额头，基本覆盖了我们整张脸。手阳明大肠经起于食指之端，经手臂上行，从我们的上嘴唇交叉而过，止于鼻孔两侧。

阳明脉衰的外在表现主要集中在面部。下眼睑肿，脸上长出皱纹，鼻子两边的沟加深，肤色开始焦黄。精血富余了才长头发，但是精血不足的时候，为了保证内脏等重要部位的需要，身体就会“舍末保本”，于是掉头发、手脚发冷的情况就开始出现了。内在表现则是大肠的气不足，肠蠕动变慢变弱，消化不畅，出现便秘的困扰。

很早之前，古人就意识到了女人的身体会在五七之后走下坡路，其中一个至关重要的原因就是经历了生育这个身体被“盘剥”的过程。大部分女性会在三七至四七这一阶段完成至少一次的孕育，经历过十月怀胎的身体，需要一个产褥期来对受损的身体进行修复和保养，这就是中国流传几千年的坐月子传统。在对女性生命成长变化周期的了解基础上，通过休养生息来延缓女子身体机能的下降，是两千多年前的人们就有的认知。当然，因为科学发展水平的限制，当时的人们是没有办法在坐月子期间给身体全面养护的，而我们现代人则有机会科学坐月子，通过“养、护、食、住、育、产、康”等全方位的科学呵护，牢牢把握女人最重要的“第二春”，逆转生命，重建健康。

如果把握好月子期，调养呵护得当，是可以将“身体盛壮”的良好状态维持至少一个七年周期，也就是真正的“女人第二春”。随着现代科技与医疗保健技术的发展，坐月子已经不再是产后康复那么简单的事情了，它还包括新生儿健康，产妇生理、心理全方位健康，新手爸爸的角色适应，新手父母育儿知识掌握，幸福人生规划等内容，已然成为一门系统化的科学。后面我们会有重点地详细讲述一些产褥期的科学知识和在现代文明社会中利用现代科学延缓衰老，保持青春的方法。

即便到了现代，还有很多人忽视了坐月子这个女人重建身体健康、重塑身体美丽的“第二春”。到了六七四十二岁之后，即如《黄帝内经》所描述的那样，“三阳脉衰于上，面皆焦，发始白”。三阳脉，分手三阳、足三阳，实际上说的是六腑，也就是“消”和“化”的功能。有一部分人吃海鲜、螃蟹、鱼虾会身体发痒，脸面上长痘、疮，就是蛋白无法吸收转化为人体需要的能量，变成过敏源，再被血液吸收，产生过敏反应。再好的东西，吃进去身体“化”不了，利用不了，也会变成沉重的负担。三阳脉衰竭的年龄，饮食方面尤其需要注意，避免吃生冷食物。家里的厨房就是药房，药不能配错，饭也不能吃错。

“七七，任脉虚，太冲脉衰，天癸竭，地道不通，故形坏而无子也。”这是说女子到了七七四十九岁，就要面对一个坎儿，进入更年期的周期。更年期，不只是作为女性重要特征的“天癸”开始衰竭，“形坏而无子”，也是女性整体由阴转阳的一个过程。

七七之后的女子，通常会绝经。肾精不足，化生不了元气，元气顺着任脉入脑推动身体产生天癸的能力就没了，任脉一虚，天癸就枯竭了，太冲脉衰了、少了，月经的潮汐现象就没有了。孕育生命的生殖系统的机能已经衰败，所以不能怀孕生子了。

更年期作为女人的第三个生理转折期，是女人的“第三春”，还是女人的寒冬，很大程度上取决于产褥期对身体的修复和保护。如果在产褥期通过科学坐月子调养，对十月怀胎一朝分娩受损伤的身体进行全方位的修复和重建，将因孕育而堆积在体内的毒素、垃圾、恶露排除干净，将因为怀孕生产而造成损伤的子宫和脏腑恢复如初，那么身体盛壮的状态就可以延续下去，并且为七七更年之期打下坚实的身体基础，不但可以将更年期推迟三至五年，还可以踏雪无痕般平稳度过更年期。事实上，更年期之所以会出现潮热、盗汗、易怒、疼痛或者抑郁的问题，都是因为以前体内的瘀血、恶露等垃圾、毒素没有排干净。这就是忽略坐月子的直接后果。

平稳度过更年期这个拐点后，女性呈现出一个心态上由阴转阳的变化，比如更加的开朗和活泼，喜欢扎堆凑热闹。举个例子，随处可见的广场舞的主要参与者，不就是更年期后的女性?

随着现代文明和科技的发展，越来越多的方式和手段被用来延缓衰老。即便《黄帝内经》时代的古人，一方面从五七开始身体即由盛转衰，至七七则形坏而无子，但同样也有“上古之人，春秋皆度百岁”。这些人无非是掌握了养生之道，法阴阳，和术数，饮食有节，起居有常，不妄作劳，才得“形与神俱，而尽终其天年，度百岁乃去”。顺应天地，把握阴阳，道法自然，在该休养生息的时候“不妄作劳”，因此能气脉长通，肾气有余，故能“老而全形，身年虽寿，而能生子”。

今人观古人，需要常常自省。今时之人，“以酒为浆，以妄为常”，醉以入房，以欲竭其精，以耗散其真，不知持满，不时御神，务快其心，逆于生乐，起居无节，故“半百而衰”。

古人对今时之人早有劝诫，身为女性，由于生理构造的原因，更应该懂得养生、律己。然而很多人忽略，甚至不屑古圣先贤留给我们珍贵的坐月子传统，一味效仿西方人不坐月子，殊不知祖先几千年来依靠坐月子养出的身体，才给予了我们整个民族强健的体魄。祖先把这个宝贵的传统智慧留给了我们，我们怎么能不心存敬畏和感恩！

一个女人的健康，决定了一个家庭的幸福，也维系着一个社会的文明与传承。科学坐月子，在女人生命历程的重大生理变革期间承上启下，这是贯穿女子一生健康的“金钥匙”，也决定了两代人的健康。如果把握好这生命的转折点，就可以幸福一生，健康一生。

前言

看一个社会的文明程度，首先看它对待女人和孩子的态度。

身为女人，实属不易。尤其在当今时代，女人“一手推动江山，一手推动摇篮”，两手都要抓，两手都要硬。时代造就了一批批的女强人，她们果敢如花木兰，坚强如刘胡兰，坚韧不拔，令很多男人自叹弗如。这是社会进步、时代进步的体现，也带动了正在积极崛起的女性力量。但是，我想告诉大家的是：“女人，你的名字依然是弱者。”在特殊的时期，特定的阶段，你需要家庭、社会的关爱，需要多种力量伸出援手，你需要扶持和帮助，因为你是女人。

你不可避免地要经历每个月四到七天的生理期，此刻你需要关爱和理解；你义不容辞地成为母亲，为了家族历史的传承和中华民族的繁衍，经历生育这个永远无法完全避免风险的生命过程，这个时期，你需要关爱和辅助；因为深受根植于我们女人骨子里的“主内”传统文化影响，你必须以母亲的身份承担抚养、教育、陪伴一个生命成长的任务，你需要全社会各种力量的帮助和关爱。当你成为女儿、妻子、母亲，当你上有老下有小，当你同时拥有多个社会角色和身份，必须承担起这些身份背后的使命和职责的时候，你需要的不只是爱，还有帮助、理解和包容。

社会向前的脚步迅捷而匆忙，很多时候，我们女人还没有取得“合格证”就已经为人妻；还没有取得“上岗证”就已经为人母。然而婚姻与家庭、生育与传承这些重大的人生课题，如果缺失了严谨的规划、认真的学习、必要的辅助，就注定要在未来的日子里付出更高昂的代价。

生为中国人，我从事母婴健康月子护理行业十几年，由衷感觉到“月子里的女人太难了！”产后抑郁的无奈和焦虑，新手妈妈的焦虑和忙乱，身心剧变的困扰和无助……我无时无刻不在为中国女性的勇敢和付出而深深感动，同时也对于她们对自己人生重大“生理转折关键时期”把握的缺失而感到焦虑，“让天下没有难坐的月子”这一念头开始在我的心里生根发芽。

幸运的是生为中国人，我们古老的中华文明、聪慧睿智的祖先为我们的母婴健康课题留下了许多宝贵的财富。从两千多年前的西汉开始，我们祖先对于胎教、坐月子、教育、家庭幸福与传承，早已经积累、总结出了相当丰富的经验，并通过典籍、习俗的方式流传于后世。经过探访和学习，我有幸接触这些中华瑰宝，有机会将传承付诸实践，身体力行地把它用于帮助女性和孩子的健康成长，让坐月子不再成为女人“闻月子色变”的大难事，帮助她们轻松愉悦地度过一生中最特殊的时期。对于我来说，这是无比幸福的事业，我也已经将之视为我一生的使命。

台湾有“健康教母”之称的庄淑旂博士曾写过一本《女人的三春》，将初潮期、产褥期（月子周期）、更年期，这三个生理变化期是女人的三个健康关键期，也就是三个“春天”。把握好这三个生理周期的春天，才能收获生命的健康与美丽。这本书重点着墨于起到承上启下关键作用的“第二春”，即产褥期。把握好产褥期，既可以弥补“第一春”时可能因疏忽造成的健康问题，也可以为“第三春”更年期提前打下良好基础。

可以说女人一生当中的每一个重要的生理变化期，都是生命和健康的一个转折点，运用科学知识把握、利用好每一个关键期，对于女性一生的健康幸福都是至关重要的。

我希望，在有生之年，以毕生所学，帮助天下女人，把握好女人的这三个“春天”，延长生命的优质时光，让人生如鲜花一般常开不败；我希望，用祖先流传下来的智慧，结合现代科学，竭尽所能为那些刚刚经历了生育这个“生命风险”的女性们，让她们都拥有更高的生命品质；我希望，用专业的服务，为刚刚降临到这个世间的新生命保驾护航，让他们有一个更好的人生起点。这就是我致力于产褥期女性健康事业的源动力。

十多年来，我和巍阁照顾、陪伴很多妈妈、宝宝度过了这个特殊的转折点，也见证了他们之后华光绽放的人生。我认为，文化的意义在于传承，而传承本身需要载体，文字可以穿透时间、空间的限制。我希望这会是一本实用工具书，指导每一个重视坐月子、想要通过科学坐月子拥有美好健康人生的人；同时它也不只是一本工具书，我想要与女性朋友一起，沉浸在祖先留给我们后人的源远流长的养生文化中，从《黄帝内经》传承而下、有中医理论贯穿其中的养生文化中。针对母婴这个特殊群体的养生、健康议题，我愿做文化的继承者、传承者，做未来的引路人。

我期盼这本书可以在真正意义上帮到我的女性同胞们，如果你尚未经历孕育过程，我希望你以更为从容、自信的姿态迎接这份生命的馈赠；如果你已经是一位妈妈，那么我希望你从中找到共鸣。

祝愿你们都有一个很好的人生。

CONTENTS

目录

3 第三章 CHAPTER 3

4 附录 APPENDIX

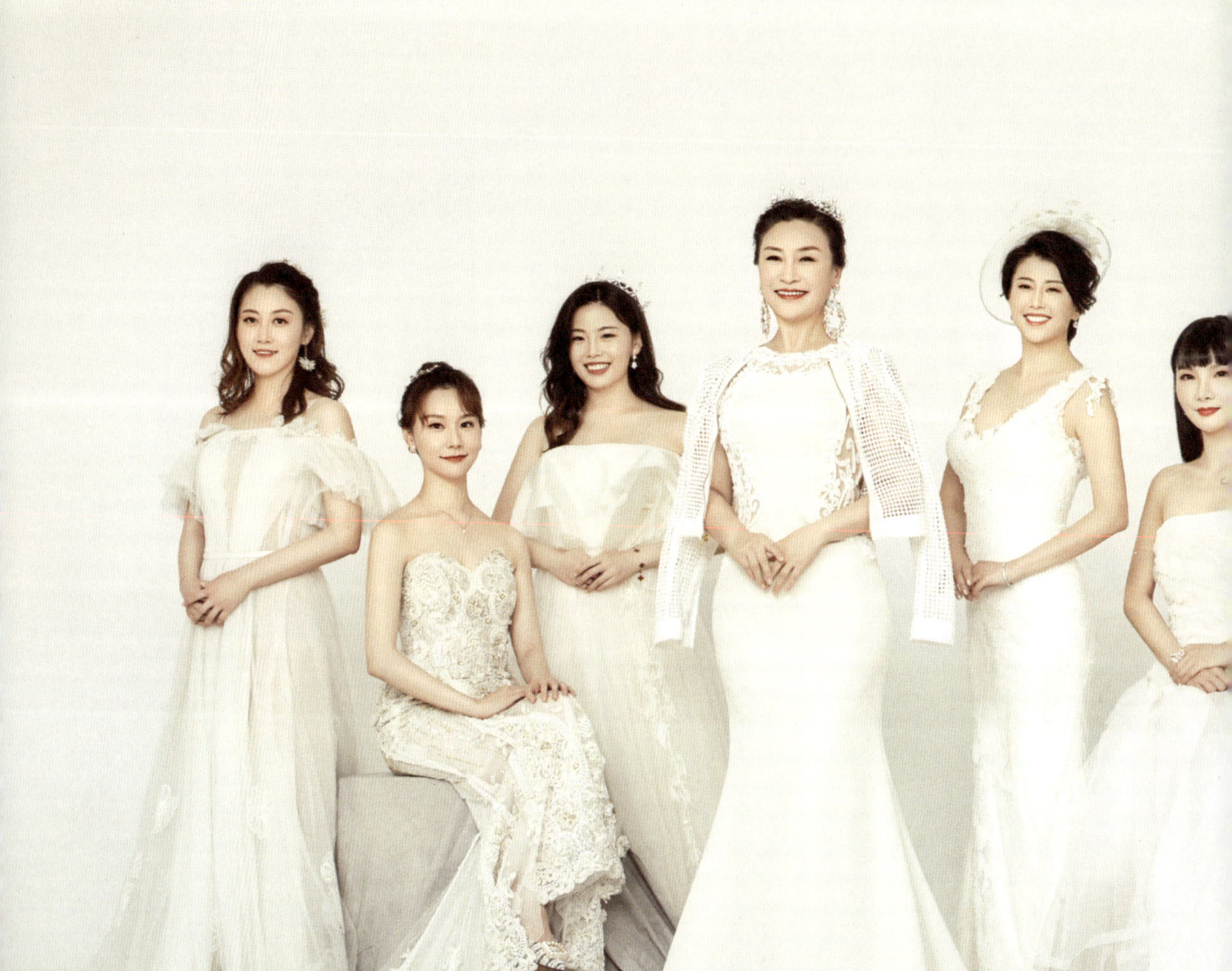

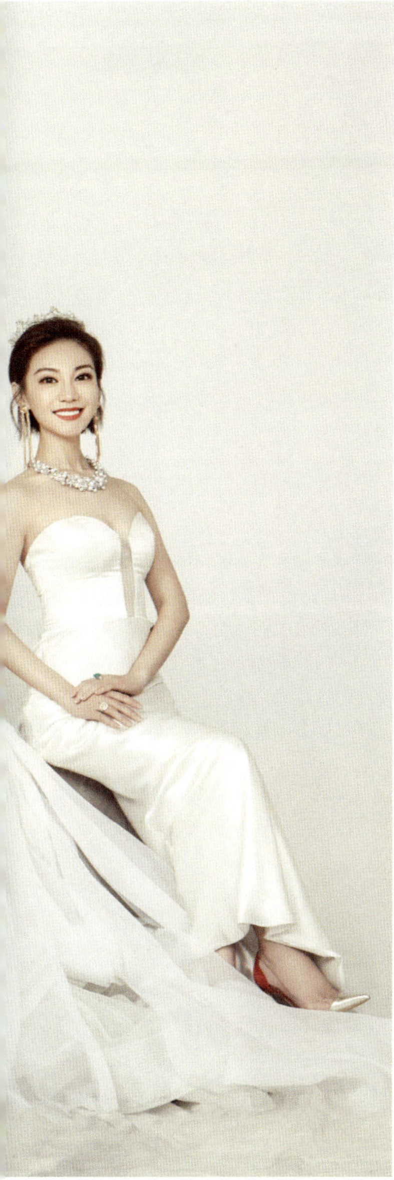

1

第一章

CHAPTER 1

伴随这个刚刚降生的新生命，新手爸妈也开启了作为父亲、母亲的全新身份，一家人要一起适应、学习、熟悉、了解这个成长、陪伴的过程。

刚刚完成生产的妈妈们在康复的同时，要从生理、心理两个角度，从身、心、灵三个方面学习如何成为一个母亲，成为这个刚刚离开母体的脆弱小生命的保护者，守护着他迎接世界各种挑战。

我的创业从冒充准孕妇去挂号开始

伟大而崇高的女性，却在黄金时期缺失关爱，这让我觉得很心痛。从那个时候起，我就在琢磨自己能为女性同胞们做些什么。

随着现代科学的发展，人类进化、繁衍变得更加明晰，女性在人类世代传承的重要责任，也由一个广义的“创造者”，通过怀胎、生育的过程变得更加具体。然而无论是传说中的女娲，还是具体到一个一个女性身上的“母亲”，我们都能清晰地意识到，孕育生命是女性的天赋，奉献是女人的天性。长期以来，在孕育、生产、产后恢复的过程中，女性一直没能获得与她们的付出相匹配的呵护。造成这种现象，社会现状是一方面，女性自身对于孕育的认知缺乏也是重要原因。

我亲眼看着我身边的亲人、姐妹结婚生子，完成了从少女、妻子到母亲的角色转变，也亲眼看着她们在产后遭遇了种种始料未及的问题：身体无法恢复到产前的状态，甚至落下了病根；身材走样，皮肤萎黄；请来的月嫂照顾得总是不够体贴全面，家庭矛盾也时不时因此发生……我看在眼中，急在心里。

如果说女人怀胎十月孕育一个生命，是内心满怀着喜悦和期待，承受身体养分被新生命“掠夺”、骨骼和内脏为新生命成长而弯曲腾挪变形移位的过程，那么坐月子就是让身体在这连续十个月的损耗之后得以休养和恢复的过程。

伴随这个刚刚降生的新生命，新手爸妈也开启了作为父亲、母亲的全新身份，一家人要一起适应、学习、熟悉、了解这个成长、陪伴的过程。刚刚完成生产的妈妈们在康复的同时，要从生理、心理两个角度，从身、心、灵三个方面学习如何成为一个母亲，成为这个刚刚离开母体脆弱小生命的保护者，守护着他迎接世界各种挑战。这是身为女人的重大使命。

我们常说的坐月子，医学上的定义是产褥期。对于产妇来说，这是生理、心理转折的关键时期。

在中国有文字典籍可考的历史当中，确凿记载了坐月子这个习俗的文献是 2000 多年前西汉的《礼记内则》，称之为“月内”，是产后必须进行的“仪式性行为”。此时坐月子是已经有文字记载并且是必须进行的行为，可见坐月子的出现时间，必定要比西汉早得多。

经过几千年的发展传承，坐月子已经完全成为一种民族传统、一种有深度的文化。对于一个女人来说，要利用这段时间调整身体状态、恢复健康、重拾自信；要学习如何照顾新生儿、如何成为一个母亲。这期间的每一点变化，都会对她之后的人生造成莫大的影响。

这个阶段，对于每一个新生命而言，几乎是一生健康的起点，是打下人的一生健康基础的黄金期。中医讲究“培元，固本”，新生儿期，犹如树木扎根，根固则身壮；婴儿出生后面对的环境纷繁复杂，远非在母体中被子宫、羊水妥善保护着的身体可以承受，他要通过新生儿期这段时间，建立一生的健康基础。

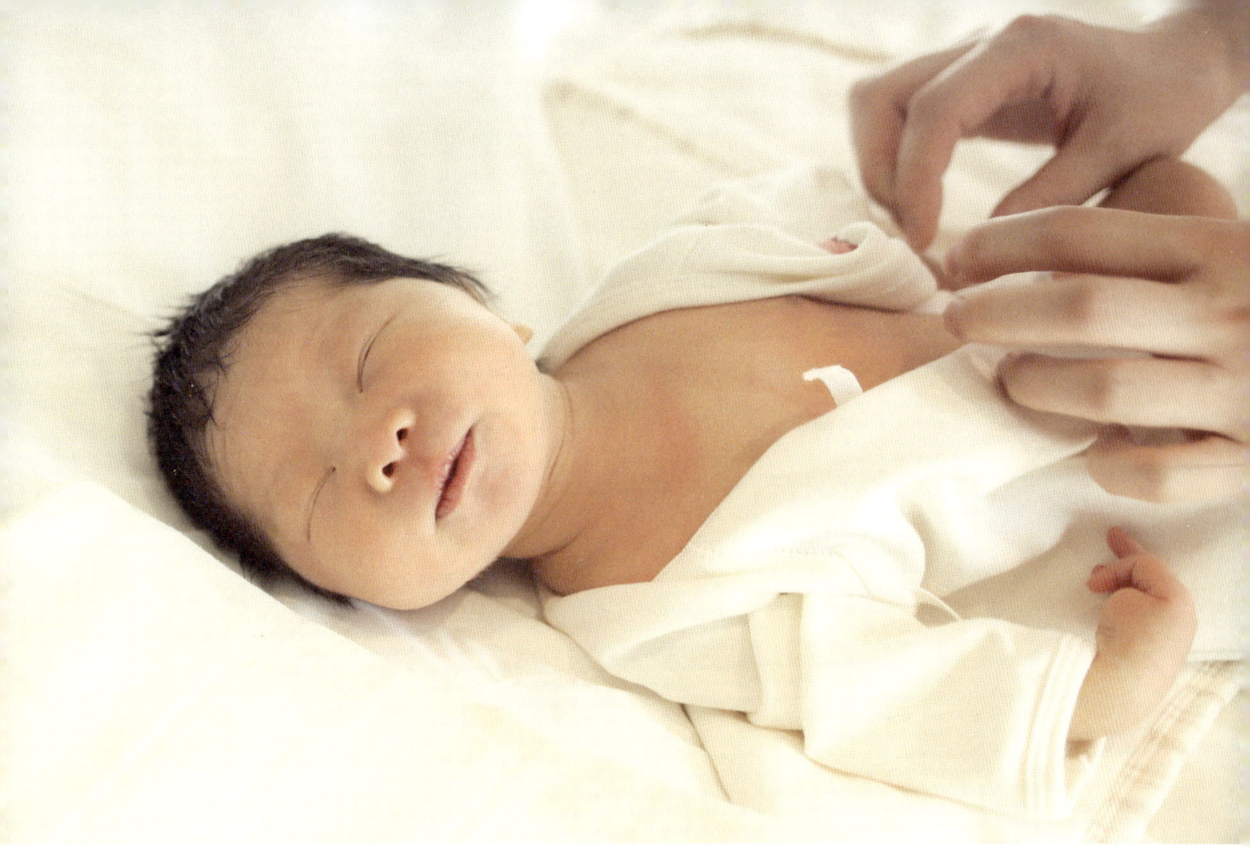

宝宝护理

新生儿期只有28天，但是，每一天、每一分钟都对孩子今后的智力、体力发展产生重要影响。

其实从胚胎形成的第19天开始，大脑就开始形成了。大脑发育过程中最主要的任务就是形成突触，脑突触连接神经元，信息就是通过连接脑细胞的神经元传递的。婴儿刚出生时突触的数量只有50万亿个，到3个月时，大概有10000万亿个。出生至3岁之间增长速度最快，3至6岁减半，6至13岁再减半，13岁之后逐步停止。

从胚胎5周到出生后2年，婴儿大脑始终保持每秒钟产生180万个突触的增长速度。人的大脑有140万亿细胞，足月（37周）的新生儿，大脑已经产生2万亿个神经元，平均每分钟产生50万个；新生儿在出生后一年，大脑每秒钟能够建立 700 个神经元连接——这是此后人生的任何阶段都无法再现的速度。所以说新生儿期是智力形成的关键期。

新生儿并不是一张白纸，他们拥有各种偏好以及早期生活必备的独特技能。大脑发育的次序是由基因控制的，大脑的形成过程就如同内在基因与外在环境共同演绎的一场华美舞蹈，通过出生后的每一次微妙互动，共同造就独一无二的人生。

新生儿时期有效的环境刺激可以帮助孩子更好、更完善地构建自我，但这必须在完整地了解新生儿期大脑与身体各发展阶段需求的基础上，在科学方法的指导下完成。遗憾的是大多数家长并不了解这些，自以为是的爱成为宝宝大脑发育错乱的根源，干扰了生命的正确发展方向，用无知的热情与爱，暗淡了新生命应有的光彩。

值得庆幸的是，专业服务于产褥期和新生儿期护理的月子中心出现了。一批掌握专业科学的坐月子护理技能的服务与教育机构，带领新手父母一起探寻生命的奥秘，抓住身心健康发展的转折点，把握生命的黄金周期。在生命之初，我们通过专业的手段、科学的方法、细致的呵护、温柔的抚触、视听的交流、母乳的喂养和运动的植入，帮助宝宝们塑造大脑这个遍布沟回的小宇宙，守护美好的生命。我们深爱每一个新生命，也正是这份爱，引领着从事月子护理行业的巍阁人，竭尽所能地帮助他们把握这个黄金时期，帮助他们拥有健壮的身体和聪明健康的大脑。

新生儿适应新世界的过程，就是在专业人士的帮助之下将自己的身体系统调节到适应外界环境的状态，对那些侵扰、变化构建起免疫力和适应力。都说健康是“1”，除此之外的一切只是“1”后面的“0”，新生儿期便是从“0”到“1”的构建过程。这一过程无论是对于父母、家人、新生儿本人，还是对于提供专业呵护的服务方，都是重大的生命考验。

我是学经济管理出身的，矛盾产生需求，需求都有普遍性。身为女性，我对每一个新手妈妈所经历的困惑、痛苦都感同身受。因此，发现需求，搜集信息，建立巍阁，不知不觉中，我已经将自己的全副身心都投入其中了。

在传统的概念里，坐月子是不出家门的，由母亲或婆婆照顾产妇，后来很多人选择请月嫂到家里来照顾产妇。但无论是母亲、婆婆还是月嫂，她们的照顾多是从经验出发的，缺乏专业度。

我相信，只有在准确、大量的信息和数据支撑下，才能做出正确的决策。我花了很长时间去搜索相关信息，阅读育儿方面的书籍、研究新生儿健康的课题、读研读博，一天也没有停止过在母婴健康领域的深耕。

那段时期的我求知若渴，一来是因为我所面对的是一个全然陌生的领域，强大的好奇心驱使着我不断汲取与之相关的知识，首先完成自我教育，才能进行知识的传递；二来这是一个呵护生命、延续生命、提升生命质量的行业，所有与生命有关的东西，都容不得半点马虎，都要心怀敬畏。在一年的时间里，我恶补了很多和产妇、新生儿有关的知识，很多时候一天只睡几个小时，却丝毫感觉不到疲惫。

除了理论学习，我还进行实地调研。只要有朋友怀孕了去做产检，不论公立医院还是私立医院，我都跟着她一起去，甚至我还冒充准孕妇自己去挂号，面对面与专家医师交流。

很快我就发现，大家对孕产这个领域存在着很严重的认知误区，并且这种误区都相当具有普遍性。举个例子：大家都认为坐月子是一个月，但其实一个月只是新生儿满月，对于产妇来说，在顺产的情况下，身体恢复需要6周42天，如果是剖宫产，这个阶段则需要延长到8周56天，而6周和8周的恢复周期，也仅仅是指子宫复旧所需的时间。而事实上，十月怀胎孕育，受损的不只是子宫，还有身体各个脏器、承受重力和压力的骨架、松弛素作用下张开的毛孔和骨盆，还有产后断崖式下降的激素水平导致的内分泌紊乱和产后抑郁……医学上的产褥期是6周和8周，实际上，根据不同的分娩方式、不同年龄、不同产次、不同身体状态、不同胎数等，每个人身体的全面恢复的时间都有所不同，基本在2至6个月之间浮动。

我还认识到“脆弱”是新手妈妈的群体性特征。刚刚生产完的妈妈不是病人，生理层面却有很多病理级别的现象和特征，更别提陡降的激素水平带来的心理变化、情绪波动。而刚刚出世的新生儿也是如此，外界一点细小的变化都会对他们造成极大的影响。呵护这个特殊群体，必须有专业的医护人员，而月嫂、家人护理完成的坐月子，很多都缺少科学理论的指导，不够专业也不够细致。

在广泛收集资料和调研之后，我将目光投向了台湾。

在和我们同祖同源的宝岛台湾，月子中心已经形成了产业规模，因为相同的社会结构、历史根基和文化习俗，我们也面临着相似的问题和需求。带着开启一个行业的使命感，我开始在台湾进行调研，也和很多领域内的专家进行了深入的交流。

引进台湾的专业护理体系，是因为经过多年的沉淀，台湾月子中心的护理模式更加体系化，也更为完善，对于我们而言有很多值得学习、借鉴的地方。但是在实践过程中，我们也发现了很多并不适合大陆客观环境的做法。如台湾的月子中心大多是集中式服务，很多宝宝同处一室，无形中增加了交叉感染的风险，对于正处在特殊时期的妈妈和宝宝来说都是很严重的健康隐患。还有台湾的月子中心基本还是一对多（一个护理人员负责多位产妇和新生儿）的护理模式，服务的精细程度难免跟不上，自然无法兼顾对新手爸妈的培训与教育工作。另外他们提供统一标准化的月子餐，只能满足最普遍、最基本的需求，而对于特殊饮食需求，则无法顾及。

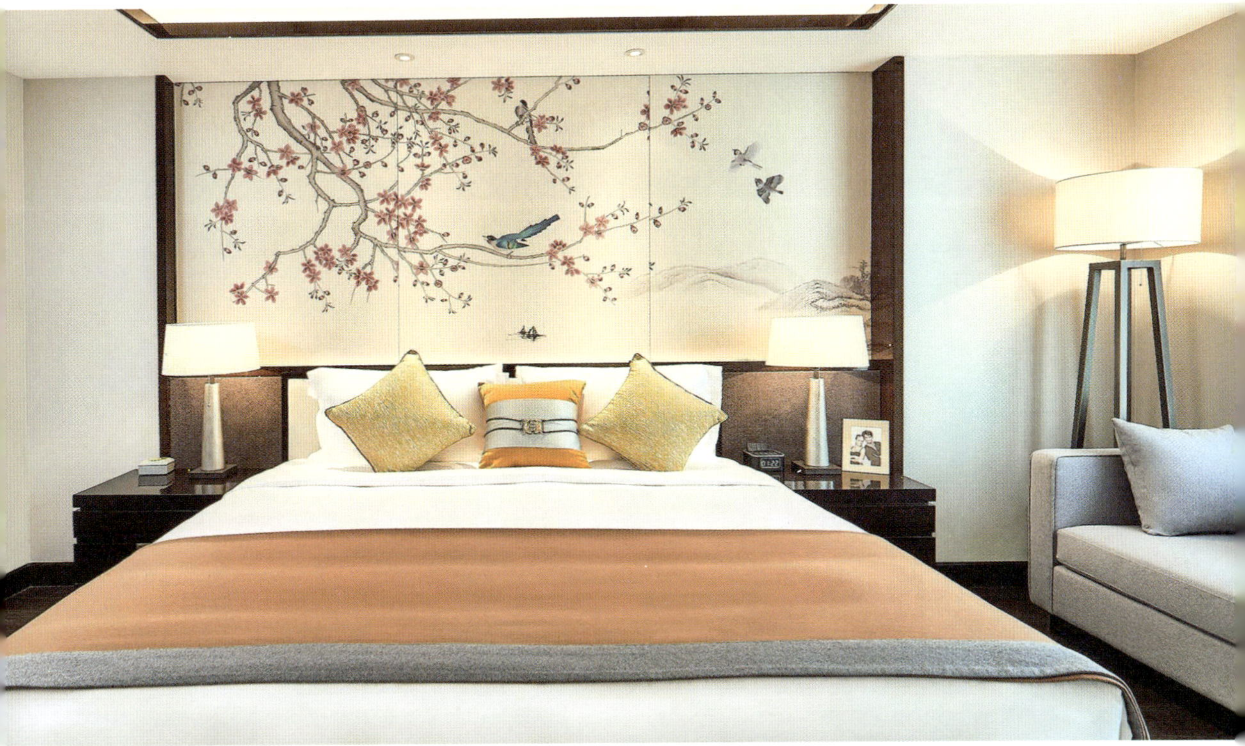

在安心舒适的环境中睡个好觉，对坐月子的妈妈来说比什么都重要

巍阁在深入考察学习的基础上，取其精华，并进行升级转化：从集中护理，提升到24小时专业医护贴身一对一床头服务；从一对多的服务模式，升级为由一个贴身医护加专业团队组成一个服务小组服务一位产妇和新生儿的服务模式；将同质化的标准月子餐，升级到根据产妇体质，一对一个性定制月子餐；将对新手父母的育儿知识的传授与培训作为必修课；将台湾保姆式的月子护理服务提升到医护专业化的月子服务体系……

如果说台湾的服务模式是1.0版本的话，我们已经在台湾前辈成功的基础上，上升了4个台阶，做出了5.0版本的服务模式。

积累信息就像汲取养分，在长时间的学习之后，我不但坚定了踏入产后护理这个领域的决心，也对于自己要做一个怎样的月子中心，如何做出这样的月子中心有了更加清晰的认知。一幅未来的蓝图正在我眼前展开，这一切都发于爱，行于智。

女人是家庭的太阳

每个卓越的孩子背后，都有一个智慧的母亲，每个智慧母亲的身后，都应该有一个优秀的月子中心。

女性以生育承载了家族延续的使命，一个女人可以影响一个男人的下半生，可以对一个家族产生至少三代的影响。好女人是一所学校。丈夫、孩子，乃至于整个家族都要经历从这所学校毕业的过程。她们的人文素养、知识涵养、为人处世的方式和原则，都会对这个家庭产生深刻且长期的影响。

宝宝刚刚降临人间，父母也是零岁，妈妈在月子中心里学会的不只是如何成为一个母亲，如何喂养、呵护、照顾一个宝宝，给他做护理，更是学会如何去接纳、包容和守护一个新生命的成长。成为母亲的过程就像是牵着蜗牛散步，虽然你将要陪伴他的未来道路足有千万里，但眼下的小宝宝却像是一只蜗牛缓慢前行，身为引导者要做的是和他保持同样的频率，决不能急于求成。母亲在家庭当中，是扮演着“善良、包容和爱”这个角色的。

在一家专业、有责任担当、有社会使命感的月子中心里，你要学会的不仅仅是身体力行地去照顾宝宝方方面面的需求，还要养成良好的心态，调整自己看问题的角度，更新对生命的感悟和认知，体会新生命带给我们的能量，从这个角度来讲，每个孩子也都是我们的老师。

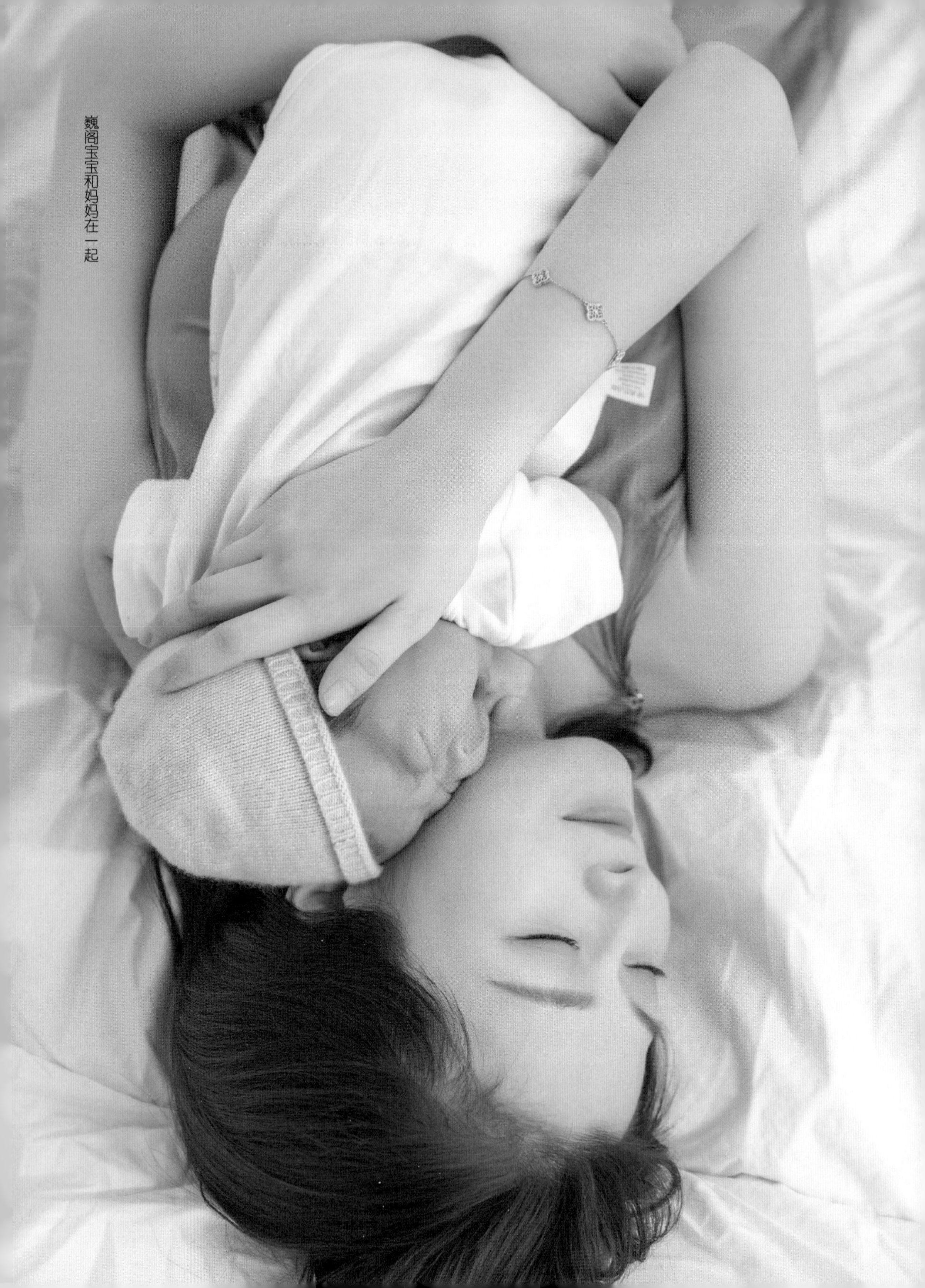

巍阁宝宝和妈妈在一起

这不是一场休憩、一场蜜月旅行，它有爱意本能带来的幸福甜蜜，更多的却是点点滴滴、琐碎的付出。可以说，这个过程对一位女性来说，是身、心、灵三个方面的课程，是每个女人人生完整的必修课。从这个层面上来讲，月子中心就像是女人的 MBA 商学院，从这里毕业的妈妈真正成为一个母亲，她懂得了如何去悦纳一个新生命，如何去陪伴他、教育他，看着他走向成年、走向社会，并最终变成一个对社会有价值的人。生产的过程让她从生理意义上变成了一位母亲，而科学坐月子这个课程让她成为一个强大、真实的女人。

在中国五千多年来构建的，以家族为核心的社会体系当中，我们所认知的最小单位是个人，其次便是家庭，家庭是社会关系的核心基础，我们的社会也许是男性本位的，但每一个家庭几乎都以女性为核心，通过生育、养育来实现血脉的延续。

大多数家庭都要走生儿育女的步骤，而孕育一个小生命，把他带到世界的过程，对于母亲来说是“甜蜜的磨难”，现在孕期胎教的概念已经为人们所熟知，坐月子的重要性却时常被很多人忽略，这在我看来是件非常痛心的事情。

坐月子是让生产之后的女性恢复身体健康的过程，而身体健康是一切生活品质的基础。一个面黄肌瘦、体弱多病的人不会拥有阳光健康的心态，更不可能把能量传递给下一代。

《黄帝内经》中说：“余闻上古之人，春秋皆度百岁，而动作不衰；今时之人，年半百而动作皆衰者。时世异耶？人将失之耶？”这是为什么呢？社会发展到这个阶段，熙熙攘攘利来利往，我们所求索的一切都是向外的，都是依靠别人给予的，而内部的东西，无论是气是体，都被消耗掉了。然而至德是向内求的，是关注自己内心的需要。

一个人过分关注外界会迷失自己，一个民族忘记了一以贯之的璀璨文化，就会缺失根基，而民族是由一个一个的人组成的，传承也是要由一个一个的人去践行的。做企业的方法有很多种，为了赚钱开个月子中心也不是不行，但当我问自己到底想做什么的时候，我知道自己想要传递给她们更多的东西，我想要以一个民族企业家的身份，承担超越自我角色限定的社会责任。妈妈带着宝宝在这里坐月子是一种生命的传承，我们将梳理、完善、实践过的传统文化与她们分享，这是另一种脱离了家庭单位、更具有普遍社会意义的传承。

把巍阁作为一个支点，以女性温柔而坚定的力量，串联起中华五千年文明的过去和将来，这是一件惠及千秋的事业。

内心丰盈，方能及泽他人。海纳百川，才有不断发散的能量。

这可能也是一种情怀吧！我希望能够在身体力行的过程中，做一个继承者，一个传播者，把已经出现了断层的传统文化串联起来，在东方和西方之间起承转合，把从《黄帝内经》开始的智慧真正落实到对女性的呵护当中。我不知道我能做到多少，但我会矢志不渝地做下去。

怀抱敬畏之心，做专业又有温度的服务

爱虽美好，但爱不是万能的。有些特殊时期，专业才是爱的最高体现。

我时常说，爱是一件美好的事情，但爱不能解决所有的问题，在坐月子这个问题上体现得尤为明显。因为生产是一件损耗极大的事情，怀抱爱意的亲人们便一股脑儿地把各种进补的食材塞给产妇，却不知道产后初期应该先以排为主，让身体机能恢复到一个健康的状态当中来；他们觉得新生儿脆弱便草木皆兵，即便是炎炎夏季也生怕孩子受一点凉，却不知道新生儿纯阳之性，最怕的就是把内火闷在身体里……诸如此类，不一而足。

这就到了专业的人应该履行自己职责的时候。

护士随时监测婴儿体征

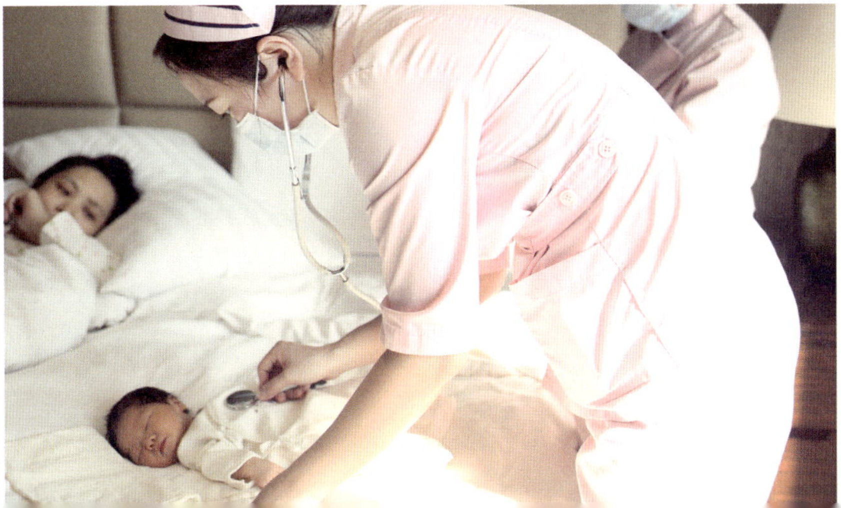

从巍阁创立之初，我们就直接聘请医护人员，提供最专业的服务。我们不是为了照搬某个理论，而是为了解决一个群体的需求问题，专业化就是我们提出的解决方案。

月子中心的本质是一种服务业，但却和普遍意义上的服务业相去甚远。对于一般的服务业来说，客户的感受指导了服务的走向，但我们所提供的却是一种以约束为前提的服务。

以约束为前提，是因为我们的服务对象非常特殊，她们正处在一个特殊的生理阶段当中。我们提供服务的目标是改变，是让出现问题的身体恢复到健康水平，有明确的目的性，而这种目的性是不以服务对象个人的喜好和感受为转移的。我们要让产妇因为生产而移位的器官回到原本的位置，让她们因为怀孕而走形的身体恢复到产前的状态，让妈妈和宝宝都平稳、健康地度过这个特殊时期，这样细致而高规格的服务，自然有专业化、科学化的要求。

但服务也要有温度。女性在怀孕之后长期维持高水平的人绒毛膜促性腺激素和雌性激素，在产后都会有一个断崖式的下降，加之生理疼痛等多种原因，坐月子期间的每个妈妈都会有非常激烈的情绪反应。现代社会生活节奏快、压力大，很多妈妈即便是在产后坐月子期间也不愿意放弃工作，脑力劳动造成的疲劳也会进一步加剧情绪问题，最严重的时候还会出现产后抑郁。这时候的她们尤其需要来自爱人、家人、身边朝夕相伴的每一个人的爱与关怀。

巍阁吸收了人称台湾“月子教母”的庄淑旂博士“先排后补”的理论，根据产后的自然生理周期，将坐月子细化为“清、净、排、调、养、补”六个阶段，以排为前提，以养为核心，依据母婴体质靶向定制调理、调养方案。

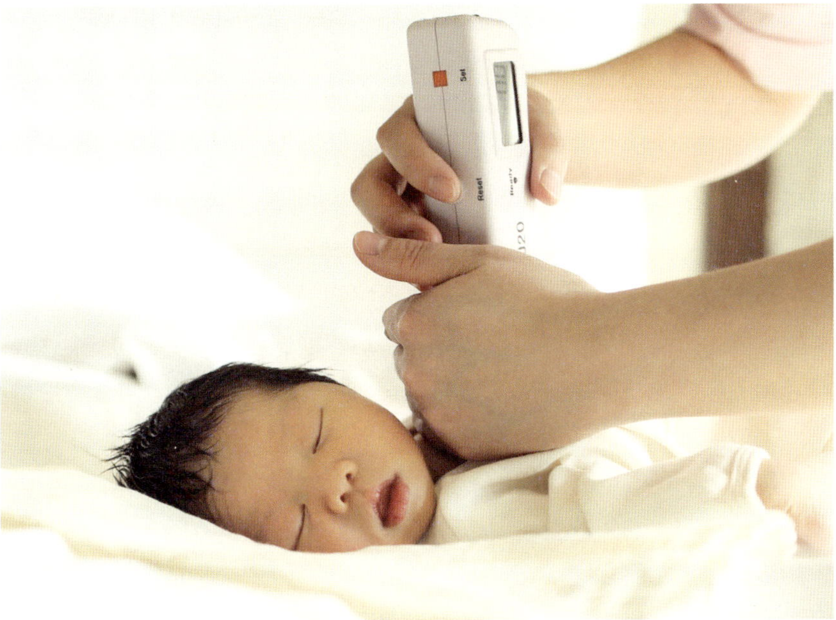

可爱又乖巧的巍阁宝宝

在实践过程当中，前辈的经验可以效仿，可以借鉴，但也要随时做好归纳总结，推陈出新，甚至是颠覆的准备。我们以中医见诊为基础，吸收了传统文化中有关坐月子的理论、从台湾带来了月子中心的服务体系。但就像电脑在运行的过程中总要不断地发现漏洞、升级系统，我们也会发现很多问题，这个时候就要不断改进，不断升级。没有完美的服务，但我们总是在竭尽所能地趋向完美。

我们所面对的群体太特殊了，我们是在深入地参与一个生命的诞生，这是一条单行线，一个不能回头、无法重来的旅程。

创业是一件很艰难的事情，就好像先辈们投身革命就做好了抛头颅、洒热血的准备，我们决定开创一片事业的时候，也经过了严峻的思想斗争，因为无论你选择的是怎样的领域和方向，都意味着你和平稳安定的生活就此作别。创业的路上总会遇到挫折，当然也想过放弃，但就像你想要挖井，一锄头一锄头地挖了几年，再坚持一下水可能就出来了，这个时候如果放弃，之前所有的努力，吃过的苦、流过的汗，不是都清零了吗？最终能够成功的人，都是坚持和专注的人。

吸收、引进台湾体系并逐步建立了巍阁的月子体系之后，我们不断根据地域、社会环境、群体特征等调整运营模式，根据每一位妈妈从孕期开始的体质体况制定专属的护理方案，每一份档案都是一个鲜活的故事，生命诞生，美丽重铸，健康生活。

如今回望，巍阁已经走过 15 年的漫漫长路。在 10 周年纪念日的时候，我们邀请了很多之前在这里坐过月子的妈妈们亲临现场，她们带着已经脱离襁褓、稳步走在人生路上的宝宝们，回到了生命开始的地方。妈妈们美丽一如往昔，宝宝们个个聪明伶俐，他们高质量的生命状态，便是我和巍阁十几年来砥砺前行的意义。

佐以大爱，让专业的人去做专业的事

对于一位妈妈来说，坐月子是24小时乘以30、60或者100天，对于巍阁来说，却是24小时乘以十几年。

月子中心提供的服务是非常特殊的。首先，这种服务本身带有约束性，这种约束性，简而言之就是不以客户的喜好为前提，而是以母婴的体质为依据。这是专业服务机构与普通服务机构的本质差别。

月子中心从事的是产褥期母婴保健服务，需要解决产妇和新生儿两个客体复杂的生命需求，并达成肉眼可见的康复效果。这对企业提出了严峻的挑战，而其中最大的压力来自客户的配合度。很多时候，接受服务的客户不能按照自己的饮食偏好吃月子餐，不能按照自己的情绪应对母乳喂养，不能按照自己的着装喜好、行为习惯坐月子，这些来自生理、心理上的约束，都会遭遇客户的抵触，尤其在产后激素水平紊乱、情绪不受控的产妇身上表现得尤其明显。

同时，由于行业属性的限制，作为保健机构的月子中心，不能采用医疗手段，而是要通过调养、呵护、饮食、居住、教育、服务等手段实现新生儿的健康护理与产妇的身体康复。这对于月子服务机构的综合服务能力、专业化程度，都提出了非常苛刻的要求。作为月子行业标杆企业的巍阁，在企业自律和专业维度上，都做出了表率。

我们的服务质量有客观的评判标准：产妇的身体恢复情况，产妇和新生儿的生理、心理状态……这些标准不会因为被服务群体的主观感受而改变。

其次，作为月子中心，巍阁的服务是 24 小时不间断的。我们看到的是房间里 24 小时都有护士陪同，看不到的是幕后支持团队、管理团队不分昼夜地研讨和关注，以及对一线执行团队的强大支撑。以月子餐为例，每个客户一天需要吃六餐，一个月就是将近 200 餐，整个月子餐团队是隐藏在护理团队后面强大的专业食疗小组，月子餐厨房就是药房，确保客户身材恢复、母乳充足、肌肤细腻、赘肉消除、浮肿消散、精气神饱满……这一切的一切，都是看不见的营养团队和厨师团队，以及一个偌大的月子餐制作研发中心日夜不停地心血倾注。整个团队都在不间断地关注着妈妈和宝宝的状态，并依据他们身体状态、心理状态的变化来调整我们的护理方案、饮食方案和产康方案，力求一点一滴的工作，都能在客户有限的坐月子时期，起到肉眼可见的康复效果。对于一位妈妈来说，坐月子是 24 小时乘以 30、60 或者 100 天，对于巍阁来说，却是 24 小时乘以十几年。

巍阁是一台运行良好的仪器，有一套完善的系统，我们在十几年的砥砺前行中，摸索出的一套最适合中国女性的产后护理服务体系。它囊括了新生儿和母亲，贯穿了医院和家，力求打通一个家庭在孕育一个新生命之初的所有关键环节，解决每一个可能遇到的问题。

从咨询师前期沟通开始，从孕期（个别夫妻包括备孕期）的中医见诊、体质辨识开始，从营养指导开始，每一位客户护理方案的制定、执行都是由一个 8 至 10 人的团队完成的，实现了从孕期到分娩期、产褥期、康复期、育儿期的全流程规划。

孕妇孕期的体质关注与营养指导不容忽视。巍阁始终坚持孕妇孕期的体质变化跟踪采集，通过母体随着胎儿不同月龄的变化而产生的身体变化精准评估孕妇的体质，并针对其体质给予营养调理解决方案。这对拥有一个平稳舒适的孕期有很大帮助，通过对孕期的体质辨识，可以轻松解决普遍困扰孕妇的失眠、呕吐、水肿、心慌、燥热等问题。

到了分娩阶段，巍阁通过与医院的无缝对接和专业人员到医院现场的陪护，让经历分娩之痛的产妇在身体上和心理上得到最大限度的安抚。

产康评估师对妈妈进行身体评估

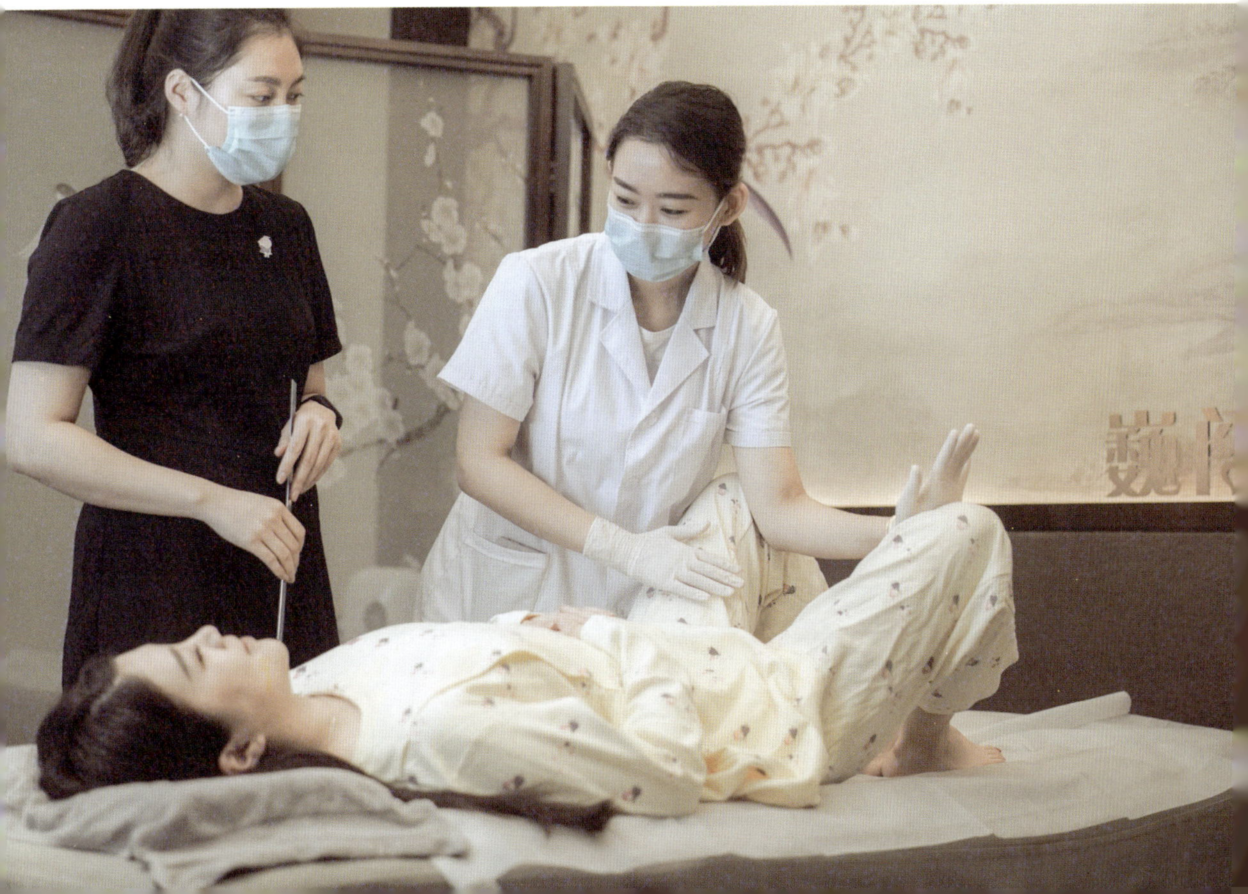

源于巍阁十几年经验的积累，在医院期间，我们随时关注产妇的情绪，观察伤口、恶露情况，协助产妇实现初乳的喂养，了解宝宝的喂养规律，安抚和护理宝宝，精细的床头护理结合分娩医院的专业医疗，基本可以保障每位产妈能够顺畅度过产后艰难的三天。

离开分娩医院入住到月子中心，产妇就正式开启了坐月子的周期。产褥期是决定女人后半生健康的黄金调理期，巍阁在这个时期的护理包含了非常完善的七大体系：调养、护理、饮食、住宿、育儿、心理、产康，力图实现身、心、灵的全面康复与提升。从接入月子中心的母婴查体开始，到出具详细的母婴护理方案；从中医师和儿科医师的定期床头评测，到营养师依据体质辨识结论的一餐一饭的个性化定制；从专业护士 24 小时床前护理，到母乳喂养指导师对喂养和乳房健康的全程监护；从产康评估师和康复专家对肌肉骨骼恢复的阶段性进程的把握，到品控人员对于母婴用品的环保、天然、安全等全方位的配置和关注，一系列复杂而完善的体系有条不紊地展开，决定女人后半生、决定新生儿一生健康基础的产褥期开始了。让身体更健康、让心灵更美好的“母婴同修”人生课程也由此展开。

而在专业之上，我们要求自己有无限的耐心、澎湃的爱意，将服务和管理提升到人文关怀的高度，在这种高强度、高标准的情况下提供不间断的服务。

所谓术业有专攻。月子中心无缝对接医院，在护理的精细程度和全面性方面，要和医疗机构的床头护理高标准一致，甚至做到比医院还要精心。但医院提供的是治疗，月子中心提供的是护理和服务，举个简单的例子，我们鲜少会质疑医院为什么用某一种药材、为什么要采取某一种治疗，因为患者仅是医疗行为的承受方；但在月子中心，我们在满足

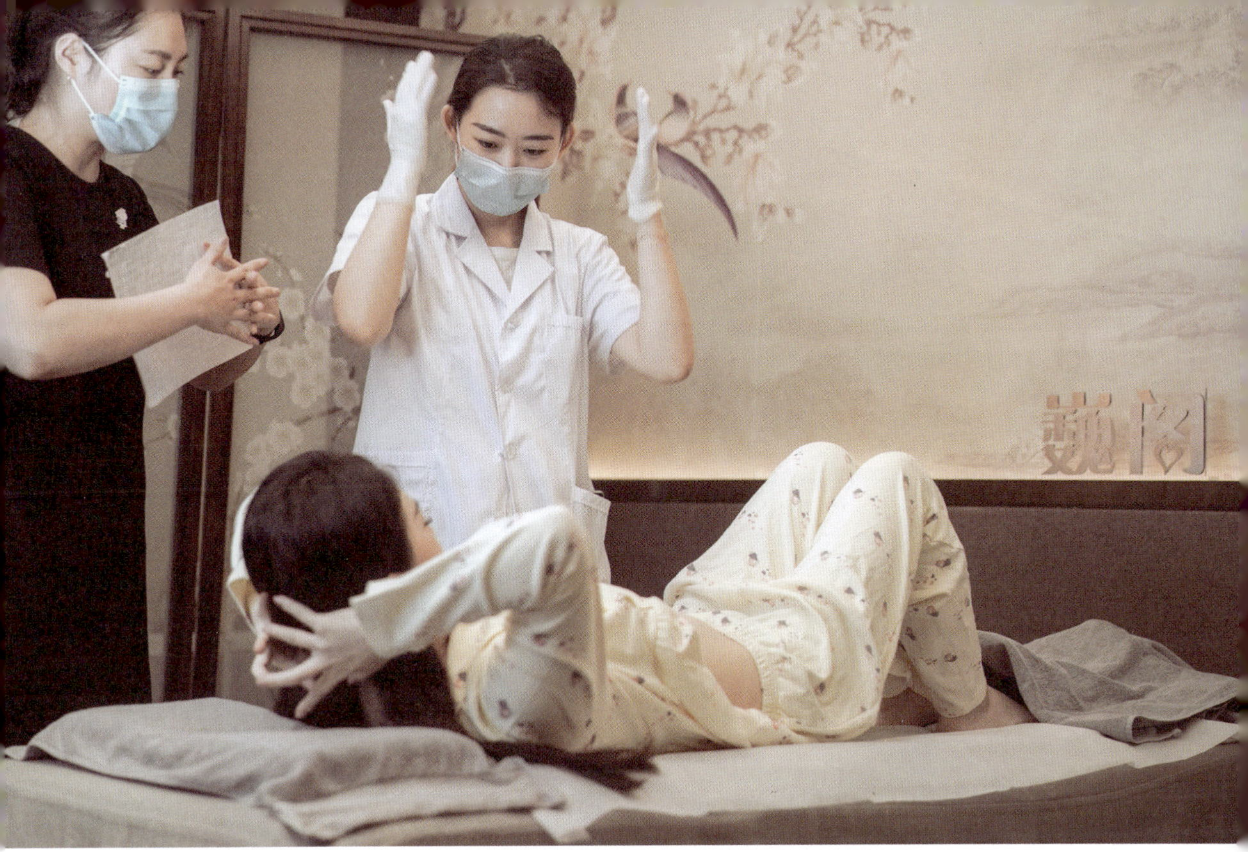

产康评估师对妈妈进行身体评估

服务标准的同时还要达到专业效果，因为产妇既是护理的承受方也是服务的主体。在护理方面，月子中心可以做到很多医院做不到的事情，但在治疗的问题上，我们还是有很多力所不能及的地方。

现实与期望的断层就在此时出现了。因为面对的是一个特殊群体，我们在提供服务的时候，永远是以“安全”为第一要务的，在把风险降到最低的前提下，尽可能地去实现她们对于体态恢复、健康调理的愿望。我们可以在这个身体全部处于打开状况的黄金调理期当中，解决很多与孕产相关的问题，老话说“月子病月子治”就是这个道理。但是有一些问题我们真的力所不能及，比如说你一直都有胃病，那么我们可以通过

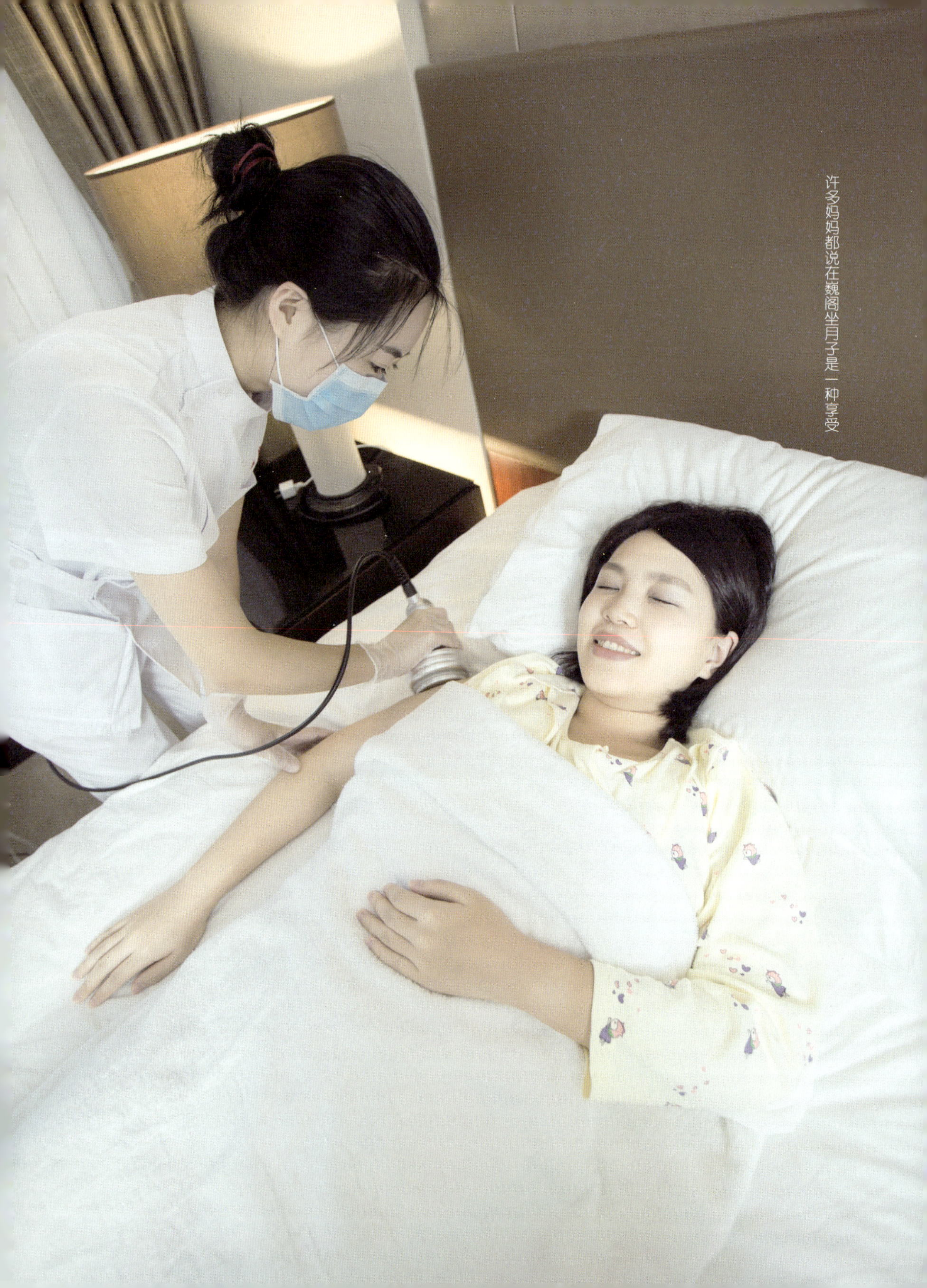

许多妈妈都说在巍阁坐月子是一种享受

食补、食疗让你的脾胃状况有所改善，但根治还是要依靠医生。

在这种情况下，沟通就显得尤为重要，我们从反复不断的沟通中获取更多的信息，也在沟通的过程中把我们的工作方式、流程、理念和可能的风险都叙述清楚。举个很常见的例子，如果妈妈有强烈的母乳喂养意愿，但她的身体状况并不能够满足母乳喂养的条件，我们就会在阐明利弊的情况下，尽可能在健康范围内有限度地实现她的愿望。这是一种规范，也是人与人之间的尊重。

要做好一个月子中心，团队中的每个人都是钢铁战士。很多人在享受服务的时候忽略了服务的提供者是人，本身也是有感情的，尤其是当产妇和宝宝一起被送进月子中心的时候，他们是一个家庭爱意的核心、关注的焦点，他们周遭的一切都被拿着放大镜甚至显微镜观看，重重苛责在所难免，我们都能理解。也是因为如此，巍阁的每一个员工时时刻刻处在一种高强度、高压力的状态之下。我们中心最资深的开奶师曾经因为客户无理取闹的投诉病了几个月，我还见过年轻的小护士躲在角落里偷偷抹眼泪。心疼是真的心疼，但有时候也是真的无能为力，一次两次可以谈心开导，长期下来还是要靠自己的心态调整。

所以巍阁设立了三年一个周期的轮岗制度，就是为了避免团队成员长期处在一种环境下积攒的压力没有一个合适的释放出口。但当我看着那些在这里工作了七年、八年甚至更长时间的员工，都会觉得她们就是“南丁格尔”，是“特蕾莎修女”，怀抱着无限的包容与爱，脸上挂着微笑，永远乐观积极。

我相信爱意的累积，终归会影响每一个人。人生也许有委屈、有难过，但也有满足、有从容，有被认可的喜悦，就像天空有乌云密布、雷电交加，也会有阳光万丈。人生就是这样，遇见问题、解决问题罢了。

对于我个人来说，经营一家月子中心，用 10 多年的时间把它做成一个品牌，其实也是一个不断修正、不断反省、不断自我提升的过程。管理者的身份要求我不但要懂专业，也要懂得人文关怀。社会环境在改变，我们也要应时而变。抱残守缺、墨守成规不属于我，也不属于巍阁。

最幸福的时候，永远都是看到妈妈们经过我们的细心呵护、精心调理，恢复了身体健康的时候。经常有妈妈在离开的时候忍不住落泪，满心满眼都是舍不得，她们把巍阁叫娘家，她们会带着宝宝回来剃胎发，会在多年之后在经过的时候来看看我们。她们会说生二胎还会选择巍阁，希望我们能够一直做下去，让她们的孩子将来需要坐月子的时候，还能来巍阁。

这种肯定就是对我们最好的回报，而这冲口而出的期许，是我面临再多艰难险阻，也要继续走下去的动力。

对于未来，我满怀期待，也有不容让步的坚守

人这个字，一撇一捺，写起来容易，做起来难。

万事万物脱离不了因果。时至今日，巍阁品牌已经基本覆盖全国一线城市，每一次拓展新的版图，我们都会经过严格的资质审核和复杂的培训流程，我珍视这么多年才建立起的巍阁品牌，也关爱着每一个选择巍阁的人。

这个行业涉及的是复杂的生命，必须要强调专业。我们必须要看到市场本身是存在很多问题的，因为坐月子这个领域的需求普遍、市场巨大、潜力无限，商人的本质又有趋利性，自然有很多鱼目混珠的企业进入市场当中，这确实造成了很多问题。

巍阁的“阁”字是一个纯粹中国的概念，巍阁所提供的也是一种纯粹中国的东西。坐月子是我们民族文化传统的一部分，中医见诊望闻问切是毋庸置疑的国粹，而药食同源更是从《黄帝内经》开始，足以称之为民族文化的精华。我从来不标榜所谓的“国际化”，国际化不是一个需要去靠拢的概念，你所做的是一件惠及全人类的事情，国际自然会向你张开怀抱。

首先要自我认知清晰，才能把正确的观念传递出去。

很多人都不明白高定的概念，就像服装品牌中的高定并不是简单意义上的量体裁衣，而是根据你的体态、步态、日常需要，制作出可以展露你独特魅力的衣服，在这其中你个人的喜好是参考因素，但却不是决定因素。我们所提供的定制也是遵循这样的逻辑，在中医理论的指导下，依据你的体质来定制你的调理调养方案。在这个定制的过程中，我们其实是在探寻生命本源的运行逻辑，妈妈为什么会形成这样的体质？这样的体质会带来怎样的影响？她的体质是如何影响到孩子的，又会如何体现在孩子身上？我们要用什么食材、什么食谱、通过一个什么样的调理过程，才能把不好的体质转化为优良体质？这才是我说的定制。

令我痛心的是，很多人都把高端和定制变成了一个漫天要价的筹码，这种行为本身就是在扰乱健康的市场环境。

而客人们也并非全都是百分百配合。单从月子餐来说，我们的月子餐食谱是由经验丰富的营养师反复斟酌敲定的，可是我们总会听到妈妈自己，或者来探望的姥姥奶奶们“缺油少盐”的评价。她们还在盲目相信产后身体亏虚，必须要大量进补，却不知道坐月子初期清、排的重要性。更有甚者还会说我们的食谱中没有出现什么珍贵的食材，就好像只有足量的鲍鱼、海参，才能让他们花在月子中心的钱“物有所值”，却不知在她们看不见的地方有一个团队夜以继日地付出，不知道在现在这个重污染的都市环境中，纯天然有机食材的选取远比那些鲍参翅肚更加耗时耗力，这些都是我们的成本。

因为我们所护理的人群独有的脆弱性，我们提供了医疗机构水准的服务，与此同时，我们不具有医疗资质，当一个问题不能通过调养和护理解决的时候，我们也必须寻求医院的帮助。为了更全面地了解客户群体的身体状况，我们在自己中医见诊的同时也要求提供医嘱、过敏史等信息，但也不是没有遇过刻意隐瞒病情的状况。比如发现了不提前告知的乙肝患者，我们就必须启动严格的隔离、消毒流程，使用一次性餐具，我们是出于对其他客人健康的考虑，她本人却把这当作是一种歧视。

作为服务的提供方，我们是不能去挑选客户的，我能理解因为时间、金钱上的投入，她们对于月子期间的康复效果有很高的期待，也很开心社会逐渐对于这个黄金调理期的重要性有所认识，但我们也需要不断地重新划一个范围，什么是可以在月子中心实现的、什么是需要医疗机构完成的。大包大揽、信口开河，出现问题的时候再想办法补救或者干脆逃避责任，并不是一个负责任的人、一个有担当的企业该做的事情。

每个企业、每个品牌都爱惜自己的羽毛，有些时候那些不尽如人意的事情，或者负面的评论总会动摇你的信心，但更多的客户给予的认可、感谢，支撑着我们坚持走下去。也许说不上医者父母心，但帮助别人永远都是一件幸福的事情。

我热爱我所做的事情，因为热爱，所以我甘愿奉献自己的全部力量，奉献我的终身。每一个巍宝我都视如己出，每一位妈妈都是我的姐妹，这个社会有阴暗面，有不尽如人意的地方，但总需要有人去撑起一片晴空，这就是巍阁的理念。

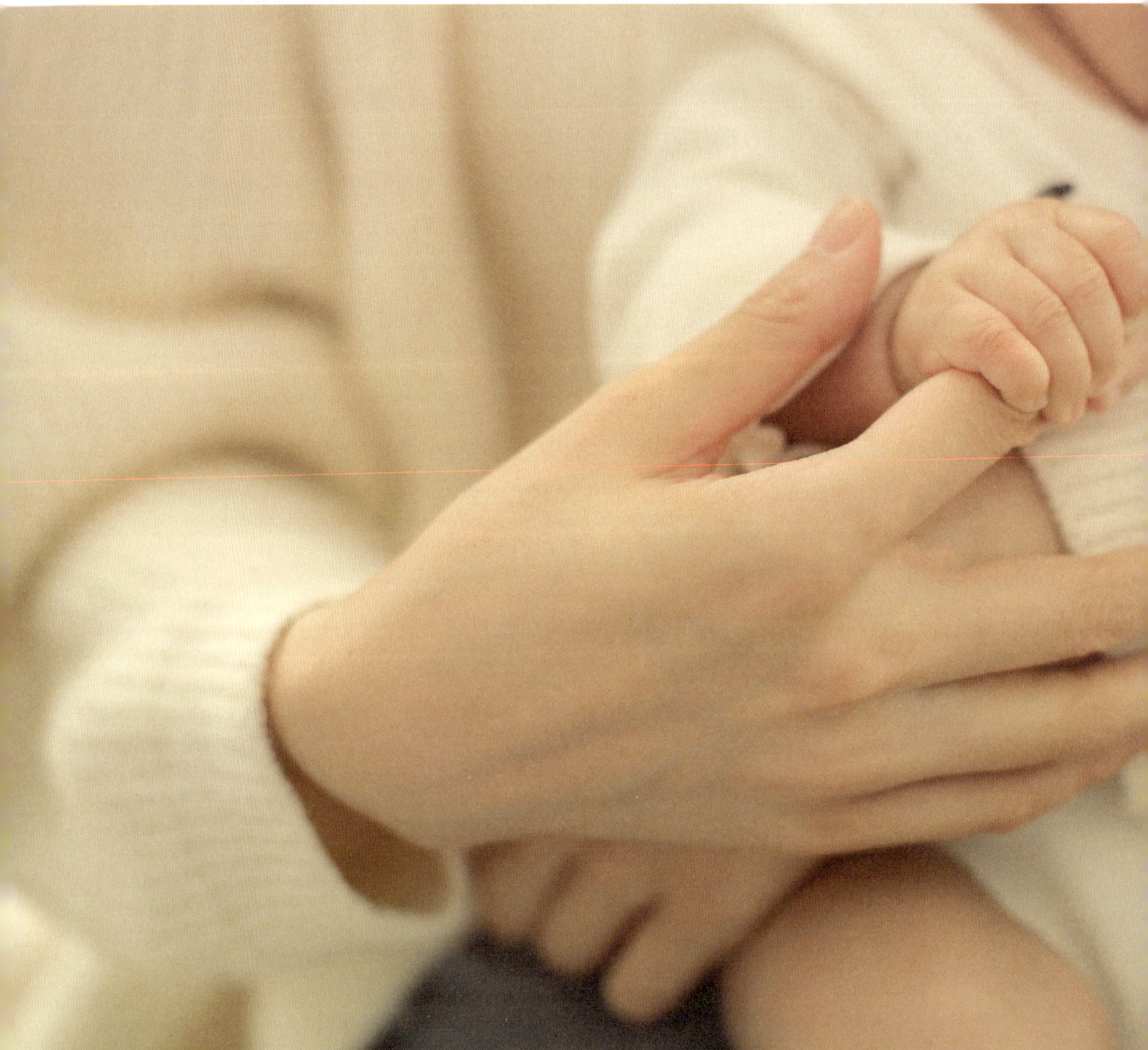

2

第二章

CHAPTER 2

在四大文明古国当中，只有中国实现了文的完整保留和绵延存续。坐月子不仅是一种民间习俗，也是有中医理论贯穿其中的。

月子中心这个行业目前还处于野蛮增长的阶段，很多人看准了坐月子的刚性需求，为了商业利益，像投身房地产一样盲目而热切地进入这个行业，只看到了需求，忽略了满足需求后面的巨大风险。

坐月子也是传统文化

和西医相比，中医的精髓在于“天、地、人”的统一。

坐月子的传统是中国独有的东西，它来源于两千多年来的习惯。一个民族在漫长时光中不断重复的习惯就会形成一种文化，而文化会积淀出具有民族性格的历史。虽然坐月子在近代逐渐科学化、规模化、规范化，但归根结底，它仍是中国人对于生命历程的一种思考，是一个处处洋溢着智慧火花的事情。这是非常珍贵和值得我们骄傲的。

就像农民观察四季的变化，最终确定了历法，设定了二十四节气，明确什么时候应该播种，什么时候应该收获。我们观察身体的周期变化，确定每 28 天作为一个生理周期，这个周期以生理期的方式，在女性身上表现得尤其显著。

一个女人在怀孕待产的过程中，除了孕育胎儿的子宫之外，整个身体机能都在为宝宝的成长、诞生做准备：髋骨外扩以更好地承托子宫的重量，内脏也开始移位来给不断长大的子宫腾出空间；包括雌激素在内的多种激素水平陡然上升。一个身体负担着两个生命。

孕育一个生命需要 280 天的漫长周期，生产的时候，胎儿、胎盘、羊水——总重接近 10 斤——离开了母体，母体自然也需要一个周期来

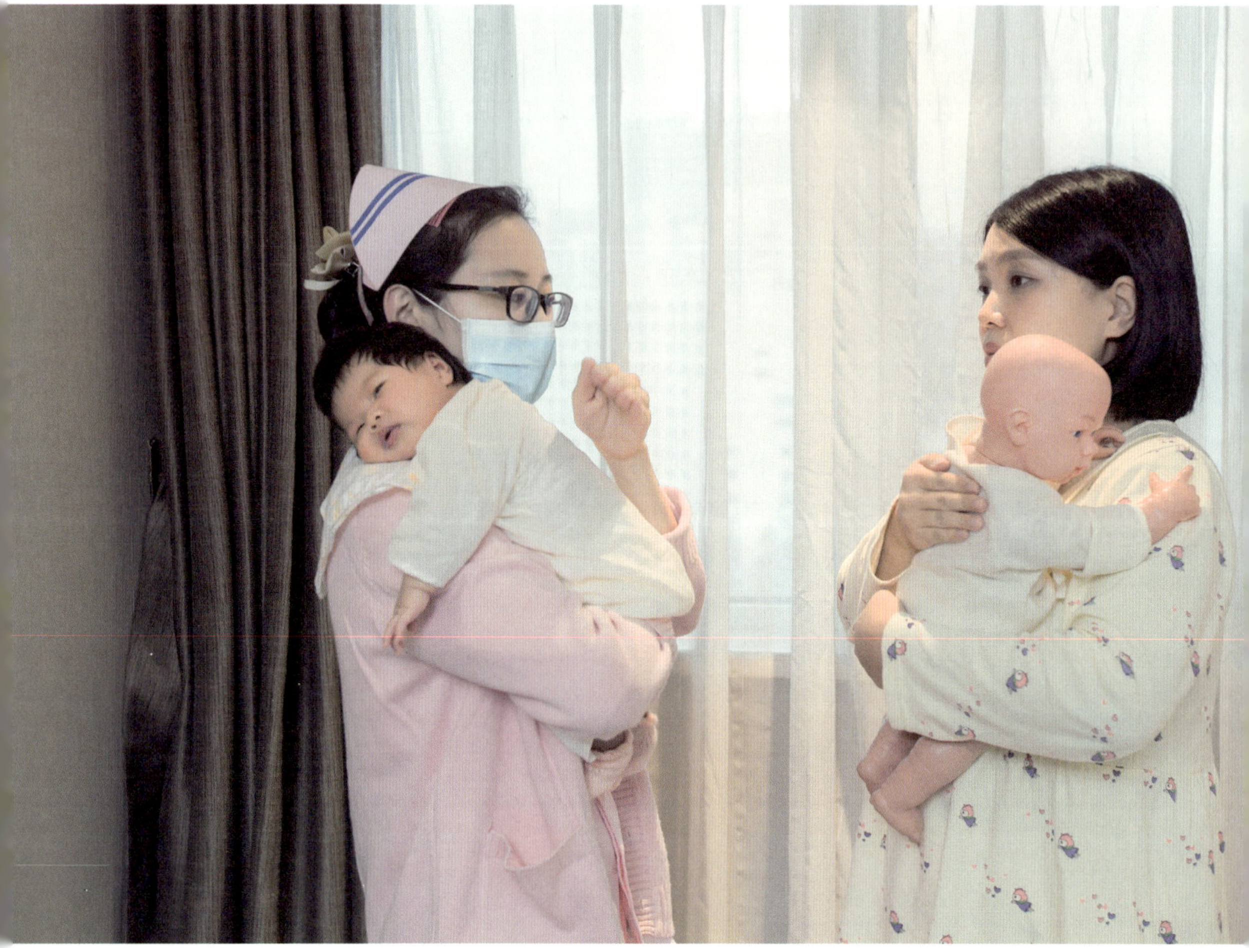

护士手把手教新手妈妈怎么抱婴儿

让被挤压变形、移位的内脏恢复到原本的位置，让受重压的骨骼复位，让被撕裂的腹直肌闭合，让身体流失的营养得到补充，让紊乱的激素水平恢复正常；加上母乳喂养过程中，母亲的任何一点细微的身体变化都会给新生儿带来影响，因此，产褥期的康复过程自然需要格外小心。

在四大文明古国当中，只有中国实现了文化的完整保留和绵延存续。坐月子不仅是一种民间习俗，也是有中医理论贯穿其中的。《黄帝内经》作为中医的基础，在黄老道家理论上建立了中医学上的“阴阳五行”“脉象”“经络”“病症”“诊法”“论治”及“养生”等学说，呈现出自然、生物、心理、社会的整体医学模式。这种注重周期性、规律性的逻辑核心，与老子在《道德经》中提出的“人法地、地法天、天法道、道法自然”思想殊途同归，也对于我们如今的健康观念、医疗观念产生了深远的影响。

古代医学家将中药的“四性”“五味”理论运用到食物之中，认为每种食物也具有“四性”“五味”，“四性”也叫“四气”，即寒、热、温、凉，“五味”即辛、甘、酸、苦、咸，每一种单独作用或者搭配都会对身体健康产生一些影响。中医总说药食同源，因此通过合理的膳食结构、营养搭配，是完全可以实现经由饮食来达到康复、调理效果的。这就是巍阁格外重视食补这一概念的原因。

然而进入近代之后，经历了两次工业革命的西方世界已经在科技、经济等多个方面遥遥领先，这是不争的事实，追赶中的中国便开始学习借鉴很多西方的理论，自然也会受到一些西方生活方式的影响。向更先进的国家学习是一件无可厚非的事情，但前提永远是保持自己民族的独立性。我们要以批判的眼光对待传统文化中的糟粕，也不应盲目崇拜外来的生活方式，在坐月子这一件可以说是中华民族独有的事情上，尤其如此。

“外国的月亮比较圆”归根结底是一件民族荣誉感缺失的事情。

很多人都会跟我或者和巍阁的专家们讨论这个问题，提出的论据不外乎外国女性从来不坐月子，看上去却照旧美丽健康，没有任何影响，比如凯特王妃生完孩子就出来面对公众，接受人民的礼赞，国外的女明星们生产之后没几天就妆容完整、打扮得漂漂亮亮地站在风里街拍。你看得到的是她们无所顾忌的美丽，看不到的是在这个毛孔全部打开、身体最脆弱敏感的时期，她们的身体受到了正在逐渐累积的伤害。

除了疾病，身体状态、健康水平的改善都是一个循序渐进的过程，这和本身的体质有着很大的关系。就像热带地区的人普遍身材偏矮，皮肤黝黑，而生活在高纬度地区的寒带居民则肤色、发色极浅，身材高大，五官深邃一样，地域环境、气候环境本身就会对人有影响，加上亚洲和西方的饮食结构、生活习惯不同，这也造成了我们和西方人的体质差异极大。西方人平时的食物中肉类比例很高，身体本身就更加强健，比亚洲人更宽的骨盆也让她们因生产造成的体态变化相对少一些。但是我们把时间轴拉得更长，就能看到当她们年纪逐渐增长、身体免疫力下降后出现的各种问题，包括腹部、臀部的脂肪堆积，头痛、关节痛等，不一而足。

众所周知，西医的治疗是以消除症状为目的，而中医的原则是顺应身体规律，将身体调理到健康状态。治标和治本之间，治标的见效更快，但这就像是治理洪水，我们盲目地建造堤坝堵住洪水，虽然眼前的问题解决了，却埋下了隐患。同样是治理洪水，中医选择了疏导的方式，让不好的东西借由身体本身的循环系统排出体外，形成一个更加有效、健康的循环系统。巍阁在月子调养上的指导思想是“先排后补，循序渐进”，重于治本，标本兼顾。

我们总说外国人不坐月子，其实是西方文明中缺失了这一环。中国五千年文明，始终走在世界前端，数千年前就拥有的坐月子传统与文化，

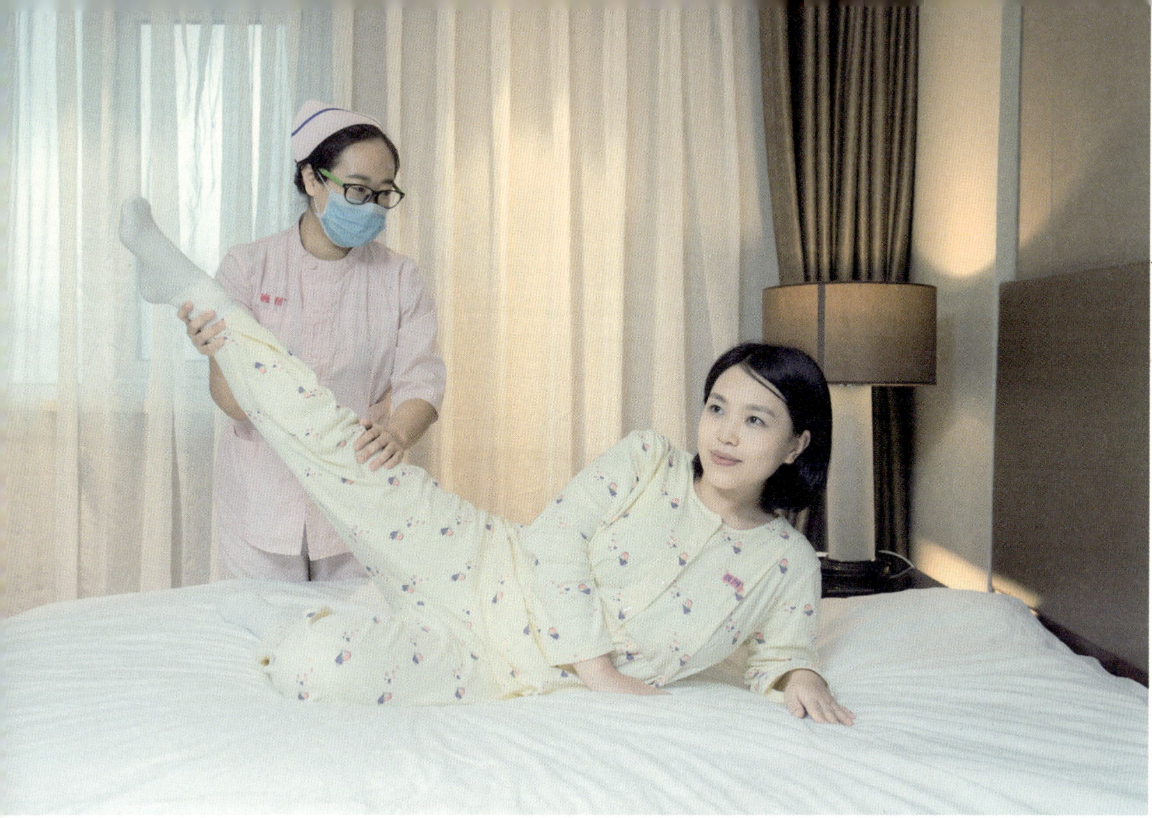

护士辅助妈妈做产褥操

恰恰是工业革命后才经历经济崛起的西方社会所缺失的。盲目的“唯西方正确论”实际上暴露了自卑心理，也亵渎了祖先的文明。

中国的先贤留给我们的坐月子习俗和文化是智慧的结晶。事实上虽然西方世界缺失了坐月子的传统，但是西方有识之士，已经开始意识到在产褥期的调养过程中缺失坐月子环节带来的健康隐患，也陆续有数量众多的西方媒体将眼光投向中国的坐月子文化。从承袭了西方传统的香港媒体，到美国的 *INC.China* 和《纽约时报》、澳洲商圈，都曾来巍阁月子中心进行深入探访。西方社会对于古老的中国文明在现代科技和专业标准下呈现的历史传统、中国特色和切实健康保障的渴慕由此可见一斑。我们可以大胆预期，也许在不久的未来，中国的坐月子文化，将成为惠及全球妇女、新生儿的文化瑰宝，而巍阁也将受到西方学者的邀请，

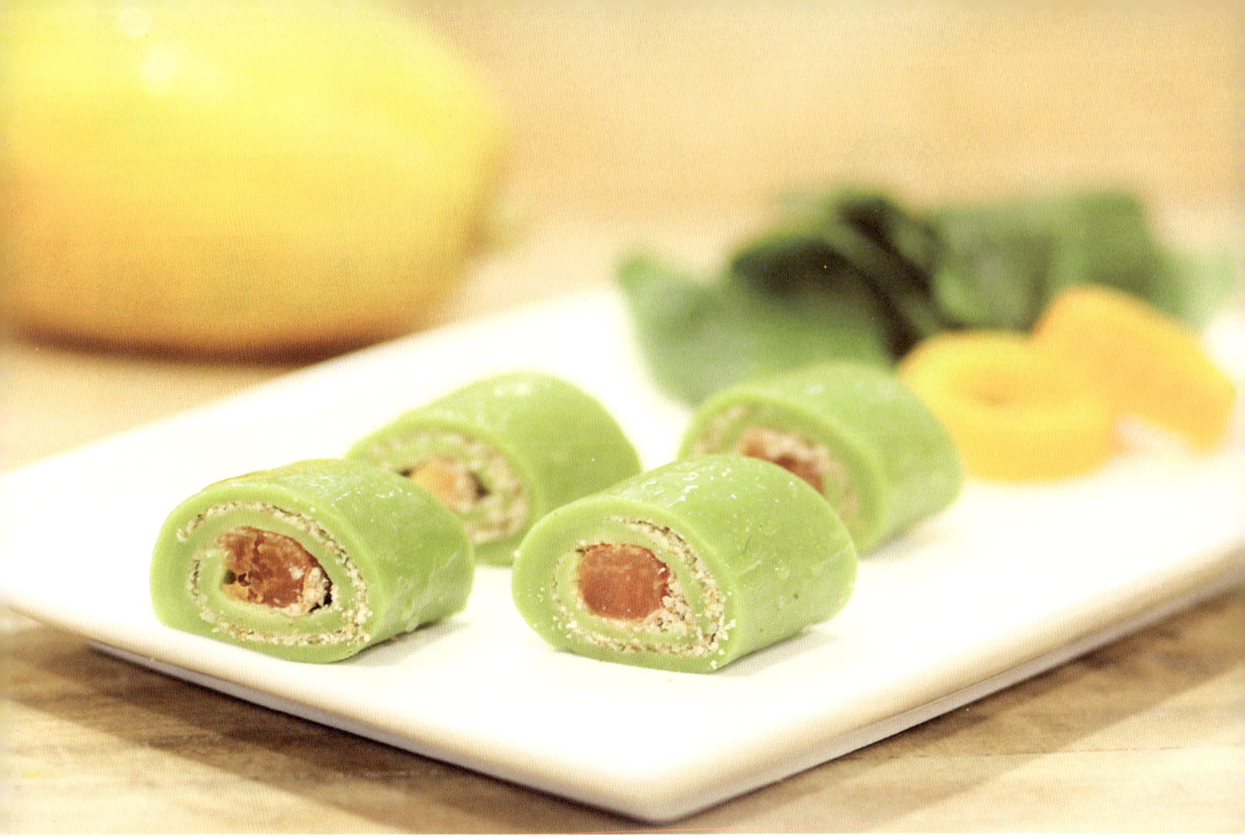

月子餐中的精致点心

通过各种形式，向西方社会传递坐月子这一中国传统文化。

世间万物都是自然的产物，每当问题出现就要追根溯源，从源头解决问题，头痛医头、脚痛医脚是不能长久的。西医的根本在于“治”，也就是被动干预，在问题出现的时候寻找相应的解决方案。而中医精髓在于“治未病”，将人视作自然的一个组成部分，通过循环体系，在问题尚未出现的时候就解决了，换言之中医的根本在于“养”。

就像我们很多人都为皮肤问题所困扰，长了痘痘，如果用外敷的方式让它消下去了，过不了多久还会冒出来，而中医则会从内分泌的角度开始找原因，从排毒除湿开始。

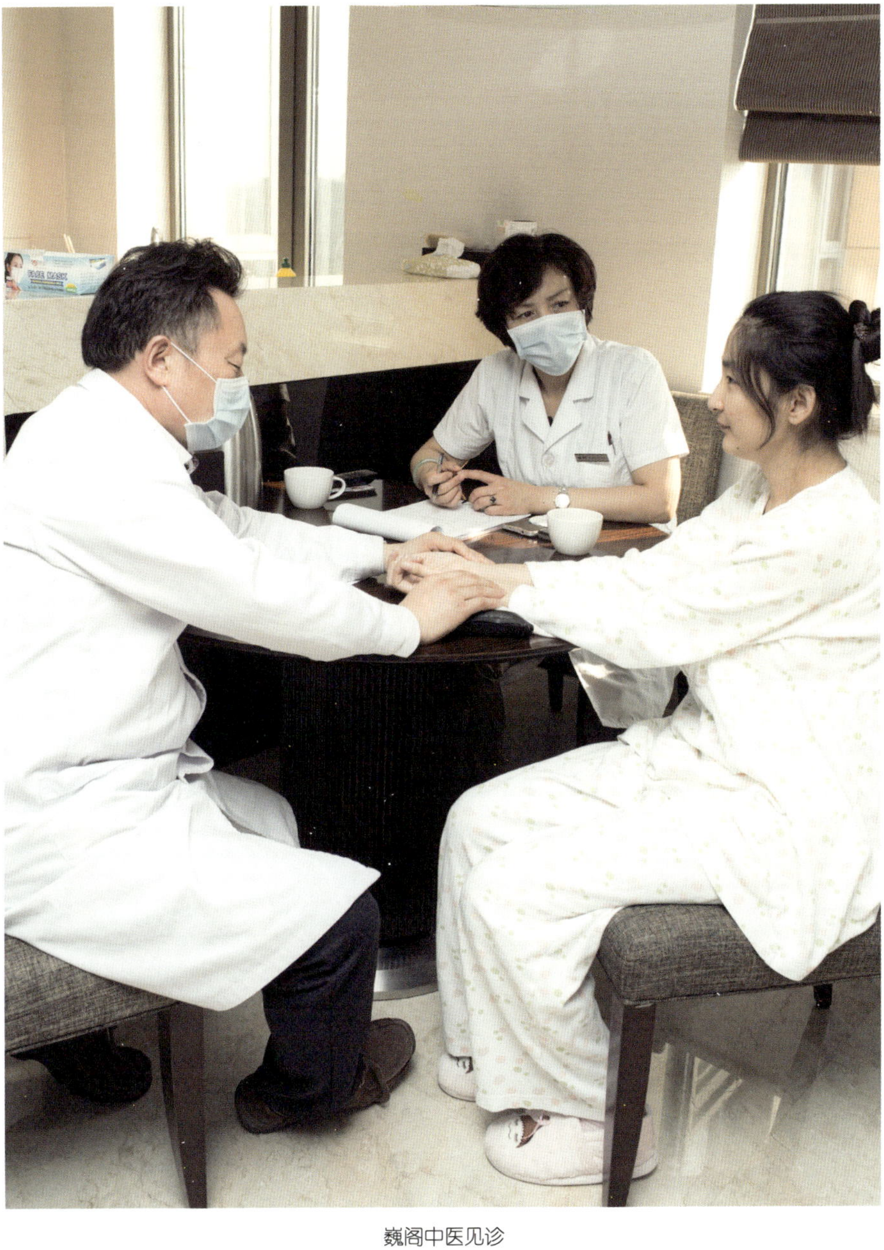

魏阁中医见诊

坐月子的目的是预防，这是一个非常能体现中医智慧的事情，但在西方消除症状的指导思想之下，他们用“产后康复”来替代，或者说来弥补未能坐月子的缺失。西方的做法是头疼了才去吃止疼片，因为髋骨复位不好身材走形才去锻炼，等到生病才去看医生，也就是问题出现了之后，用治疗的手段来解决，而坐月子则是利用这个黄金调理期，排除风险和隐患，“上医治未病”说的就是这个道理。我们通过预测、预判，防患于未然，把握住人的生命规律、生理周期，顺应天地人和、阴阳相生，从而做到人法地、地法天、天法道、道法自然。

对于中医传统文化的传承，尤其对坐月子文化的传承，从宏观上讲是事关民族文化自信的事情；从微观角度出发，因为每一个女性都应当在这个特殊时期受到妥帖、全面的照顾，这是整个社会对于承载了传承使命女性的尊重，这也是一种人间大爱。

扛起大国脊梁，是从认同、吸取、继承传统文化开始的。在这五千年的文明历程当中，我们有无数值得骄傲的文化成果、智慧结晶，看得见的是万里长城、兵马俑、造纸术、指南针……还有看不见的文化艺术、风俗习惯。我们要承认差距的存在，也要认识到“人无我有”其实是一件值得骄傲的事情。

如今中医墙里开花墙外香，针灸、推拿和食补、养生的理论在国外愈发走红，假以时日，全世界的人们，都会认识到坐月子的重要性！

好的月子中心，是女人的学校

人是自然的产物，所以要把握时间、时空的节点，在合适的时间去做合适的事情。

在生命孕育的过程中，父母提供了基因，环境呈现出影响，这种影响是通过母亲来传递的。而中医的博大精深正是体现在它准确而深刻地解读生命本身。人体是一台精密的仪器、一个完善的系统，现代医学能够控制、解决的只是很少的一部分，但如果我们能够理解人是自然的产

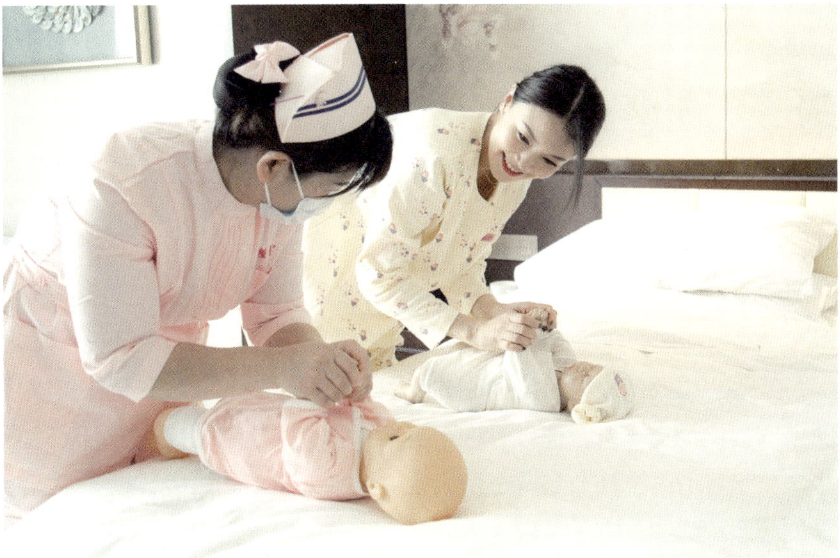

魏阁做事一向严谨，先拿玩具宝宝演练一下吧

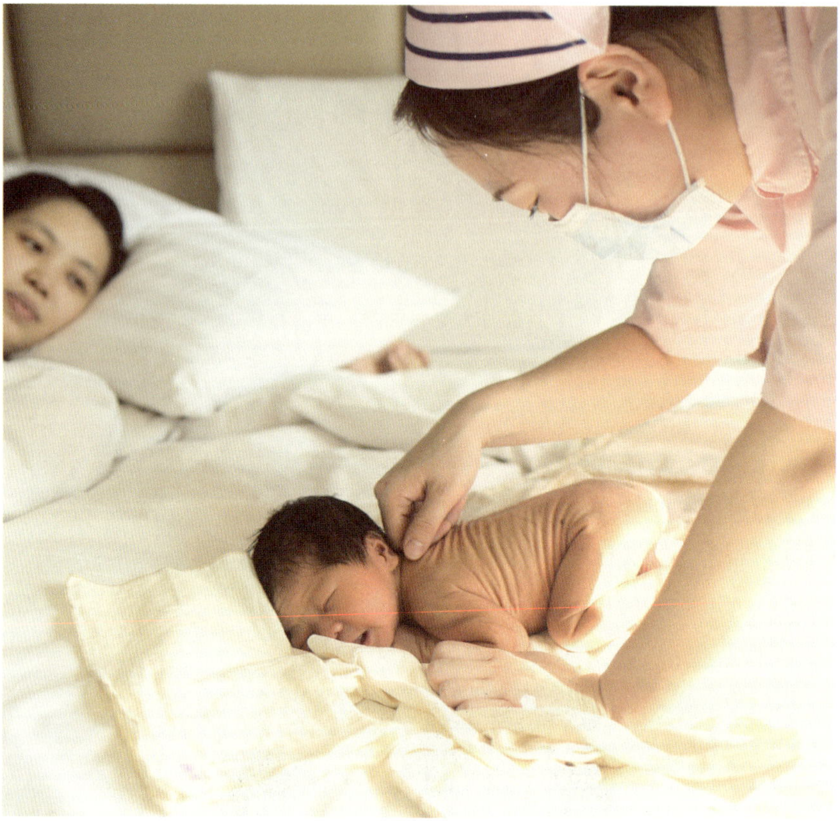

妈妈在认真学习宝宝护理

物，就可以利用自然这个体系，通过环境施以影响。

我最初想要做一个月子中心的时候，想要实现的就不只是在女人月子期间提供一个场所，提供看护，提供食物，去简单地完成坐月子这件事情。坐月子这个环节是一个女人生命中承上启下的阶段，它关联了生命的起源和延续，它关系到一个人的一生。就拿宝宝来说，在怀孕的时候，所有的影响都未曾显现，直到宝宝出生，妈妈开始坐月子，所有的影响才体现了出来。

坐月子不仅能够重塑身体、重建健康，甚至完成了一种全新家庭关系、社会关系的构建。在孩子出生之前，父母还不是父母，只有这个孩子来到人世，父母的身份才得到了确认，他们全新的身份给予了他们全新的社会联系，让他们站在了另外一个层级当中，以一种全新的视角去认识这个全新的生命、全新的世界。

因为生命的诞生如此重要，我们是从怀孕甚至是备孕期间就建档，来密切关注妈妈和未出世胎儿身体状况的。在备孕期间，父亲的影响还没有施予，这个时候用中医的养生理念介入，才能最大地体现基因影响的效果。

《列女传》记载："大任者，文王之母，挚任氏中女也，王季娶为妃。大任之性，端一诚庄，惟德之行。及其有娠，目不视恶色，耳不听淫声，口不出敖言，能以胎教……文王生而明圣……"《大戴礼》中也说了："周后妃妊成王于身，立而不跛，坐而不差，独处不倨，虽怒而不詈，胎教之谓也。"这是两千多年前，中国贵族女子的胎教。孕期好的胎教，取决于母亲。文王之母，目不视恶色，耳不听淫声，口不出敖言，结果是"文王生而明圣"。孕期，接触到的一切都该是美好的、健康的，孩子在妈妈的肚子里接触到的不只是营养，也有妈妈的能量，因此每个小孩出生之后，即便他没有自我意识，也会有自己的脾气秉性。

从怀孕开始，母亲的每一点变化都会影响到孩子，这种变化包括生理和心理两方面。我们会定期通过中医见诊来了解母亲的身体状况。就像我们要观察植物的生长，就要了解土壤、空气、水，一个优秀生命的孕育，离不开父母双方。中医讲究的望闻问切，其实和在医院进行的各种检查是相同的道理，我获取的信息越多，就越能做出更精准的判断，制定更具针对性的靶向调理方案。

怀胎十月的各个周期，也会呈现出完全不同的状态，是否有水肿出现，是不是有过敏的情况，饮食饮水有没有变化、情绪有没有波动起伏等。临产期间的围产检查会更加的详细，医院的产检关注的是健康指标，而中医会记录下一个综合的状态，这是将心理状况、情绪反应也囊括在其中的。

世界卫生组织对于剖宫产设定了15%的警戒线，但中国的剖宫产率一直居高不下，甚至在很长一段时间里在40%左右徘徊，几乎接近警戒线的三倍，无论从哪个角度来看，这是一件非常危险的事情。

从中医的理论来说，人有七窍，而剖宫产这样在身体上多造成了一个伤口的行为，就是“元气大伤”，何况这并非一个单独的伤口，而是将表皮、真皮、筋膜、脂肪层统统划开，甚至连子宫都有了创口。都说子宫是女人的第二心脏，从健康核心的角度来说，女性的很多健康问题都和它有密切的关系。子宫在怀孕期间可以拉伸到原本的十几倍大小，就像我们吹起了一个气球，它的受力必须是均匀的，如果一个气球有了破口，虽然被粘住，下一次充气的时候这里就非常容易胀裂。所以如果第一胎是剖宫产，第二胎子宫在受力膨胀的时候，刀口就成了一个最脆弱的环节，随时可能造成出血破裂，甚至更严重的问题。对于选择了剖宫产的妈妈来说，后续的怀孕危险系数增高，顺产的概率也大大降低。

剖宫产是现代医学为了解决分娩问题而创造的辅助手段，它的本质是生命救助，是在胎儿和母亲不具备自然分娩条件的前提下施加的辅助手段。举例来说，当出现了胎位不正、脐带绕颈这样危及母婴生命健康的情况时，剖宫产就成了必要为之的事情，是不得不进行的一个选择。但如果把这种辅助手段当作一种便利而加以滥用的话，其实是对生命本身的戕害。当社会没有给人正确的健康宣传教育、人们没有树立正确的健康观念的时候，这种戕害就会发生，如今居高不下的剖宫产率其实只是一个表现而已。

不要主动选择剖宫产！这是非常重要的自我保护意识。剖宫产必须在具备剖宫产指征的情况下、经由医生要求采用。在我的职业生涯当中，我劝诫过很多主动选择剖宫产的孕妇，并且从她们的叙述中，了解到她们错误地以为“剖宫产不痛，剖宫产不松”。事实上，被麻醉掩盖的痛只是一时轻松，剖宫产后期恢复所需要的周期更加漫长且伴随着多种风险。至于认为剖宫产不会造成松弛，更是对身体的不了解。从受孕开始，身体就为了胎儿娩出而分泌松弛激素，骨骼和毛孔逐渐打开，为顺利分娩创造条件，这是身体的自然反应，并不会因为在分娩那一刻人为选择剖宫产而改变和逆转。自然分娩之所以称之为“自然”，是因为从怀孕开始，你的骨骼、毛孔就开始张开，这个张开的过程是循序渐进的，这种开放一直伴随着宝宝的生长、成熟。十月怀胎、一朝分娩。

人是自然的产物。在生物界，一个新生命何时诞生、从哪里诞生，都有其自然法则。人类也是如此，分娩的过程中，三股力量缺一不可：妈妈的力量、宝宝自身的力量、子宫收缩的力量。母体要娩出胎儿，必须要靠妈妈用力，这是第一股力量；随着月龄的增长，宝宝逐步将头转向产道，依靠自身力量寻找来到这个世界的入口，这是第二股力量；而子宫作为孕育宝宝的宫殿，为宝宝来到世间进行的规律收缩，这是第三股力量。在三股力量的作用下，健康的宝宝从健康母体的产道正常娩出，这是对宝宝、对妈妈来说最好的生产方式，也是妈妈产后恢复最快的生产方式 。顺产妈妈满月只需 6 周，而剖宫产妈妈满月需要 8 周，就是因为剖宫产带来伤害更大，所以恢复周期更长。和顺产相比，剖宫产妈妈孕育下一胎的风险也更大一些。

人虽为万物之长，但是直到今天，科学发展、文明进步，孕育生产始终还是人类无法完全规避的生命风险，人们要科学认知孕育，正确面对孕育。你就是自己生命健康最忠诚的守护者。

从巍阁创立最初，我就立志树立一个行业标准。因为女性为了孕育生命奉献了太多，唯有专业才能让她们享受生命的安慰和滋养，唯有专业，才能把正确的观念传递出去。

呵护那些缺失孕育知识的女性，帮助她们了解自己的身体、把握自己的健康，这也是我从事孕育保健月子行业的重大使命之一。在孕育过程中尽可能降低风险，在风险产生后尽可能给予专业的护理保健，让生命因孕育变得更加健康，是我为之终生努力的职业目标。

我希望有更多人能够意识到，我们的生命历程是一个螺旋上升的过程，有顺达的时候，也有不妙的情况，但这正是让我们生命丰富必须经历的历程。它是自然的馈赠，我们要悦纳生命给予我们的每一份馈赠、每一次考验，并尽可能掌握科学的办法来解决迎面而来的困难。一个新生命的到来，不能绕行也不能急迫，顺时顺势，才能有最好的结果。

老子所云“道法自然”便是如此。

怀抱人间大爱，做好一件小事

爱很伟大，但是只有爱远远不够。

在创办、经营巍阁的过程中，我们的专家和护理人员一直都在和误区、偏见作斗争。最常见的误区和偏见其实来自家人，尤其是长辈，他们以爱为名给予的过度呵护，经常会达到相反的效果。

怀胎生子是大部分女人的人生必修课，坐月子也是几乎每个人都作为参与者经历过的，这种经验主义会造成很多的问题，其中的盲目性在女性长辈的身上体现得尤为显著。举个例子来说，长辈们总说怀孕要进补，甚至大鱼大肉日日不断，却没有意识到如今时代发展，物质条件有了极大的改善，已经不是那个营养匮乏的年代了。事实上我们很多人在日常饮食的能量获取问题上，是营养过剩的。而老一辈人生活在物资相对匮乏的时代，长期处于营养不足的状态，他们以营养匮乏的身体经验指导营养过剩的身体调养，会产生南辕北辙的效果。而父母、公婆这种发乎爱和关怀的伤害，就目前来说是普遍存在的问题。我们常说，“好”的反面不是“不好”，而是错误的，荒谬的，有蒙蔽性的。

人的身体能够吸纳的营养是有限的，超过这个限度就会堆积，堆积的营养无法排出体外，久而久之就会变成毒素。十月怀胎，一人吃两人补的现实认知，使很多孕妇在怀孕期间营养摄入过多，或者摄入不均衡，导致身体营养过剩、脂肪堆积。随着孕期松弛素的分泌，骨骼松动，整

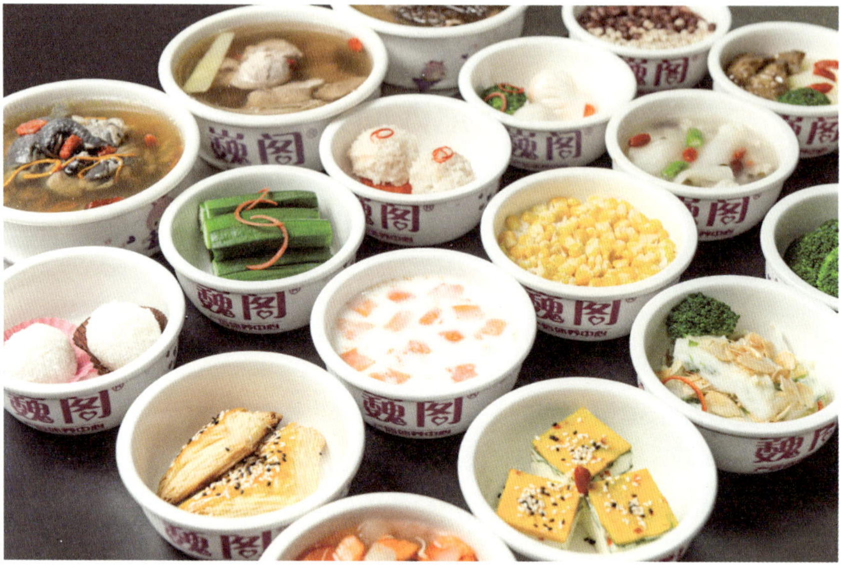

“药食同源”原理指导下的月子餐不仅营养健康，还具有排毒功效

个身体也开始变形，身材走样。这都需要在坐月子期间好好调养，由清、净、排再到调、养、补，循序渐进式重建身体新陈代谢的平衡秩序。

分娩之后，重负的身体由双身变单体，经历了十月怀胎、一朝分娩的身体，出现开放状态，有的还伴随着剖宫产的伤口或者侧切撕裂等伤口。而孕期被撑大的子宫、被挤压变形甚至移位的内脏，松动的骨骼，张大的毛孔，都处在一个“百废待兴”的重建初期。这个时候，就犹如在一片荒草地上盖高楼，首先不是大量的泥土沙石进场，而应该先清场。身体也是如此，垃圾、恶露和多余水分这些不良物质不清理干净，久而久之就会堆积成为毒素。先排出垃圾，再进补营养，让身体得到休养生息，让脏腑得到恢复，这样进补的营养才能被有效吸收，身体才能重回健康。

怎么补才是科学的进补？

药食同源的月子餐，其专业和功效，在产妇身体恢复过程当中是第一功臣。

首先，要认识“月子三宝”：麻油、米酒、老姜。这是坐月子不可或缺的三样宝贝。

● **黑麻油**

黑麻油就是黑芝麻油，100% 纯度的黑麻油用慢火烘焙制作而成。不同于一般炒焦的芝麻提炼的麻油，那种麻油有很多家庭使用，虽然很香，但是产妇吃了极易引起上炎、燥热等问题。由低温烘焙工艺制作的黑麻油堪称坐月子必备佳品。用黑麻油坐月子的记录古已有之。巍阁采用的是台湾进口、遵循古法炼制的黑麻油，从烘焙到冷却，每个古朴的步骤都耗时耗工。麻油中含有蛋白质，芝麻素，维生素，卵磷脂，钙、磷、铁等矿物质，味甘平，主攻中虚弱，益肝肾，润五脏，壮筋骨，明耳目，长肌肉，填髓脑，久服有轻身不老的功效。黑麻油中的维生素 E 是抗氧化剂，可以防止衰老；维生素 A 有溶化胆固醇、防止血管硬化的功效；粗纤维含量高，可以帮助胃肠蠕动与消化，具有整肠及消炎的作用。黑麻油有“长生之油”的美誉，尤其适合在产褥期食用，对婴儿和产妇大有裨益。

在巍阁的月子餐中，我们强化使用了麻油来帮助产妇实现“清、净、排、调、养、补”的阶段性恢复进程。麻油猪肝、麻油猪腰、麻油鸡等功效食品，是每周必食用的。这些功效食品，富含各种维生素和微量元素，具有活血化瘀，补血养肝，促进子宫收缩，改善过敏、气喘、黑斑、皱纹、脱发、便秘、腰酸背痛、疲劳无力、肥胖或体重过轻等各种产后

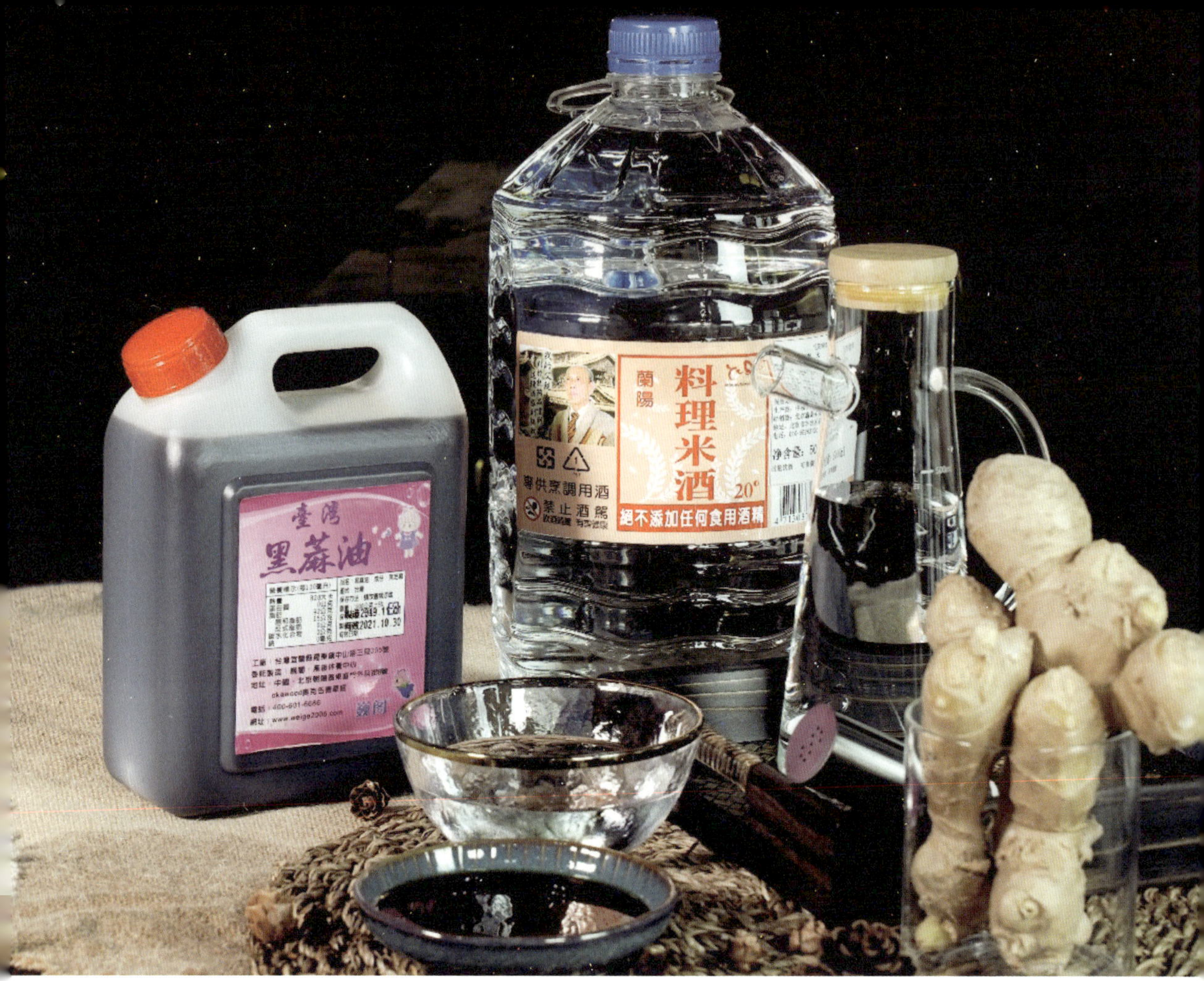

大名鼎鼎的巍阁月子餐三宝：麻油、米酒、老姜

症状的功效。

米酒精华露

精选天然无化肥的优质台湾精纯蓬莱米酿制的月子米酒精华露，不但保留了原有的氨基酸、维生素等营养成分，还分解掉了难以消化的支链淀粉，使其更加容易吸收，对于产褥期产妇脆弱的消化系统丝毫不构成负担。在坐月子期间食用米酒露，能促进血液循环，有补气养血、滋阴补肾的功效，能够帮助产妇将体内废物、废水、污血、恶露快速排出，

达到塑身、美颜、肌肤细致的效果，深受产妈喜爱。

在巍阁，有一条严格的规定就是“滴水不沾”。但是产后各种汤汤水水，滴水不沾怎么可能？其实，巍阁都是把米酒精华露经过烹饪和料理，变为产妇每天入口的美味汤汁。而由米酒精华露做成的汤水，是小分子的精华水，可以将孕期积累的废水置换掉，小分子更容易吸收，不会对内脏造成多余的负担。服用这样的月子餐汤水，身体紧致肉不松。产妇们将巍阁月子餐的汤汤水水称为神奇的“美容养颜汤”，可谓是实至名归。

● **老姜**

女性属阴，产妇分娩后，需要在产褥期避寒、湿、凉，饮食上也如此。大部分产妇产后出现燥热、出汗现象，而姜性温、味辛，具有解表散寒、排出体内寒湿、健胃益胃、助排恶露等功效。

月子三宝是专业月子中心不可或缺的月子餐食材，也是衡量月子餐专业性的一个重要指标。

那些从巍阁走出去的妈妈们拥有着凹凸有致的身材、紧致细腻的肌肤、艳若桃花的面容。其实这些都是在把握了生命科学规律，依据每个客户体质的不同，一对一个性化定制的功效型月子餐的功劳。巍阁替她们实现了科学坐月子，她们身体不止恢复到孕前，甚至是调整到比孕前更好、更健康、更美丽的状态。

我在《美丽俏佳人》这个栏目当中，专门用一期的时间来聊国人坐月子的误区以及正确的坐月子的方法，普及了坐月子如何正确食用月子餐，如何正确母乳喂养，如何正确塑身，如何正确育儿等大众普遍存在认识误区的问题。比如一些常见的错误认识，诸如坐月子不能洗澡、不能刷牙、不能洗头、不能出门等习俗禁忌，都是社会发展的阶段性局限所导致的行为合理性存在。在生活、居住环境大大改善，有专业化护理的今天，已经不再需要一味禁止，而是用更好、更科学的办法满足需要、解决问题。

举个例子来说，老一辈人总说坐月子不能洗澡，其实澡是完全可以洗的。但是怎么洗，用什么洗，则是有讲究的。

前文提过巍阁有一个严格“滴水不沾”的坐月子高标准。那么洗澡是不是也做到了“滴水不沾”呢？答案是肯定的。老一辈人坐月子不洗澡，怕什么？怕松开的骨骼、开放的毛孔在洗澡的时候让寒气、湿气、邪风入侵，这种担忧是很有道理的。现在我们在产褥期洗澡仍旧要避免寒湿风。科学的洗澡方法，是采用温经活络中药材熬煮的中药水洗澡洗头，同时进行防风防寒的保护，即便身体遗留湿气，也带着药性成分，对身体是有益无害的。

再比如说，坐月子期间保持牙齿清洁健康是很必要的。但是由于牙齿也属于骨骼，在松弛素的作用下牙齿松动、牙龈不稳固，我们可以选择软毛的牙刷，沿着牙齿长势轻扫，每日清洁食物残渣。产褥期正确刷牙，对于后半生的牙齿健康至关重要。另外在做好防护的情况下，适当开窗通风，呼吸新鲜空气，晒晒太阳，不但能够让妈妈心情更加开朗，也能够加快身体康复的进程。

坐月子无小事，细节彰显专业，细节决定成败。

在遵循清、净、排、调、养、补的进程当中，最容易出问题的总是进补这个步骤。很多人为追求母乳喂养，促进产妇下奶，一天三顿鲫鱼汤、鸡汤、肉汤的进补，却不知道初产妇乳腺管就像头发丝一样纤细，过早、过度地催乳很容易就会造成乳腺阻塞，形成乳腺炎，不仅宝宝吃不到母乳，产妈也承受着身体上的痛苦。

乳房是生殖系统中离子宫最远的一个器官，却直接受子宫的支配。宝宝从子宫娩出，乳房就随之发生变化反应——脑垂体分泌泌乳素，乳房开始分泌乳汁。产妇能否顺畅下奶，在自身身体条件达到哺乳标准的情况下，不但饮食要合乎规律，还要控制情绪，因为情绪会在很大程度上干扰大脑对乳房泌乳的指令，尤其是生气和发怒的时候，大脑不但会干扰泌乳，甚至会产生一些不良成分。所以说产后保持心情开朗，是促进母乳顺畅的必要条件。

我们沿袭先排后补的原则，通过节制规律的饮食，发挥食物本身的功能，带动身体循环系统，温和地将身体多余的毒素排出，同时循序渐进地补充所需的营养成分。但是这个过程，常常会受到婆婆、妈妈、姥姥们的诟病，因为她们认为我们的食物缺油少盐，燕窝、鱼翅、鲍鱼、海参才进补，应该多吃，不然营养怎么可能跟得上？

我能理解她们的爱与关心，但到了这种时候也多少有些哭笑不得。有些伤害以爱为名，给予和接受的那一方都因为这层爱的包裹视而不见。我们的身体最清楚自己需要什么，过犹不及，所以你要倾听自己身体的声音，了解自己身体的诉求。那些海参、鱼翅、燕窝、鲍鱼，只能在清排调养之后，身体状况达到能够消化吸收这些营养成分的时候，才能进补。这才会补有所得，补有所养。这些品类，都会在客户坐月子的后期逐渐在食谱中出现。根据客户身体恢复状况，到有能力吸收的时候再及时补充，才可以收到最佳康复效果。

所以我们要做专业的机构，也希望引导更多的人去选择专业的机构，这种专业不仅仅体现在我们要选择安全的场所、专业的护理人员，还体现在我们要有真正行之有效的理论方法作为指导。有了专业性、科学性，才杜绝了盲目性。此时此刻，专业度的关怀就成了人间大爱，怀抱着这种大爱，必定能把每一件小事都做好。

理想很丰满，现实大多数情况下都相当骨感。相比于创造一个全新的观念，纠正原有的错误观念要难上百倍千倍。但我不愿意把我们的理论包装成一个全新的东西，或者给它一个海外的血统，我会强调坐月子作为一种文化的历史延续性，强调我们是在顺应我们通过观察自然所得出的规律，会反复地重申我们追溯到《黄帝内经》的中医理论指导思想。是因为我们相信，老祖宗留下的东西本身是极好的，我们就要继承这些好的东西，去将它发扬光大，将它根植到每一个人的心中，这是稳固民族的魂、民族的根，是中国人天赋的使命。

道阻且长，但总要有人走这条路，我也愿意把这条路走下去。

女性创造生命，我们塑造女人

我们不是要做到70分、80分，而是要竭尽全力做到100分，这样等到宝妈离开巍阁，她们的身体才不至于在这种消耗中垮下来。

一个专业的月子中心，是一个医学、营养学，乃至心理学的融合、践行场所，更是一个充满仁者父母心的爱的场所。在月子中心，西医领域可量化管理的项目必不可少，对于产妇和新生儿，我们有体重、腹围、脉搏、体温、心率、尿量、血量等近百项具体的数据采集与评测；也有肤色、便色、恶露色、尿色、舌相、形态等数十项图片图像的采集与对比分析。但是，更多无法采集的数据，如情绪、食欲、睡眠、言语、行为、家庭关系、夫妻关系、心理素质等，这些在西医领域无法量化的指标，无法用数据呈现的内容，却对产妇身、心、灵健康的重建具有不可忽视的意义。所以，一个真正意义上专业的月子中心，专业不仅仅体现在学术精准上，更多的是体现在人性慈悲上。只有依托医学，但不局限于医学，以人为本，从生理和心理两个方面进行关爱，才能真正帮助一个母亲在人生的这个拐点，实现华丽转身，拥有精彩后半生。

中医有一个非常科学的理论系统，坐月子也是如此，但是受到近现代西方理论的影响，我们更习惯于用量化标准来衡量。就像在饮食方面，健身节食的人总会用每天摄入多少蛋白质、多少脂肪、多少维生素来制定规则，或者通过体重下降了多少来判断效果，却不知道食物和人体一样有气、味、性，吃进口中的每一种食物都会对身体造成影响。我们的身体是一台精密的仪器，但我们却不能、也不应该用流水线生产的方式来对待我们的身体。

对于产妇来说，坐月子是身体的一个黄金调理期，身体在这段时间通过专业的养护，得到充足的休息，才能恢复元气，让饱经磨难的器官和肌体重塑健康。

坐月子也是产妇心理的重建期，在完成十月怀胎、一朝分娩的任务后，下一个关键的心理建设就是“母亲”这一角色的自我认定。我们不得不承认，有 50% 的女性并没有做好当妈妈的准备。一个活生生的孩子的吃喝拉撒睡，以及可能出现的各种不可预见的状况，对于她们而言是很重的心理负担。要适应这个小生命，适应他即将成为自己今后生活的中心和重心，这个变化对于产妇而言是一个巨大的心理考验。而在坐月子这个阶段里，她身体还在复原的过程当中，心理上的巨大转折就已经刻不容缓地摆在面前了。月子中心作为专业的陪伴者，用科学知识解决每一天母婴身体恢复的需求，用无限爱心陪产妇度过每个惶惑的时刻，帮助她们实现这个阶段的华丽转身。

对于新生儿来说，这个时期是从母体初到这个世界，要从被羊水包裹的安全环境里、通过脐带吸收营养的胎儿生命状态中脱出，开启整个生命系统的全面工作来适应世界。这是一个生命状态发生转变的时期，也是一生当中最为重要的生命考验期。这个适应期长达 4 周 28 天，我们称之为新生儿期。这 28 天无疑是人一生中最为脆弱、最为复杂的生命周期。每个家庭都希望新生儿能够一帆风顺，但事实上每一个新生儿都要经历一个生命的“螺旋上升”过程，没有谁可以一帆风顺地度过。而这个螺旋上升的过程，也是让生命在今后更加稳定的过程。

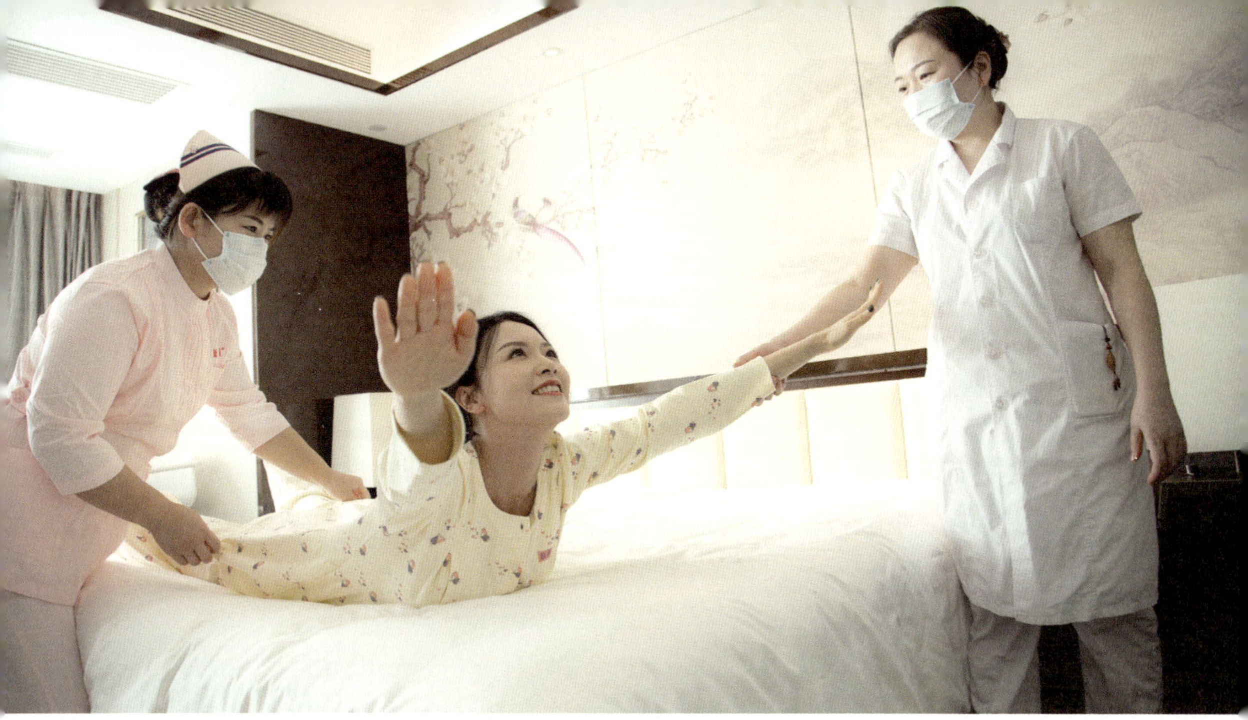

一个小燕飞，两个护士来帮忙，帮助产后妈妈恢复身材是头等大事

让客户正确认知产褥期和新生儿期的各种问题和状况并不是一件容易的事情。人们喜欢用自己的喜好判断事情，也喜欢用成人的世俗是非观来看待新生儿这个特殊时期的特殊状况。这即是专业与非专业之间的壁垒，也是人们对生命缺乏正确认知的表现。这需要我们的努力，更需要全社会的努力。

首先，月子中心并不具备医疗资质，而是作为为产妇和新生儿这个特殊且脆弱群体设立的保健机构存在的。月子中心能够做的是对母婴健康风险的“预测、预判、预警、预告”，这四个“预”，简而言之，就是风险预见的能力，处理风险的办法，解决问题的方案。解决风险，同样需要三股力量，第一股力量，就是月子中心的专业力量，做出对风险的专业预设与预判；第二股力量，就是妈妈的力量，对自身，或作为新生儿的监护人，要对预见的风险进行就医的决策，听从月子中心专业人员的建议，及时就医；第三股力量，就是医生的力量，通过及时的医疗救治，将风险解除，让母婴重建健康。

在巍阁15年服务产妇、新生儿这个最脆弱的特殊群体的过程当中，遇到过各种风险和突发情况，用险相环生来形容也不为过。虽然直到今天，巍阁作为行业的排头兵，从未出现过一例因专业操作不当而发生的重大事故，但是在我个人的职业生涯当中，还是目睹了生命本身是如何的脆弱和不堪一击。我见过身患癌症的妈妈为了生下宝宝甘愿冒生命风险中断治疗，还没有支撑到宝宝满月就入院，再也没有回来；也经历过在妈妈眼巴巴的盼望中，宝宝从出生就一直住新生儿重症监护病房（NICU），直到妈妈出月子也没有机会接回月子中心……生命何其脆弱，又何其宝贵。拥有鲜活的生命，是多么值得庆幸的事情。但是，我们必须知道，正是因为生命又精彩又脆弱，我们更加需要正确认知在生理特殊时期面对的考验与挑战，用健康的心态去面对生命成长过程必须经历的劫难。

曾经有一个宝宝让我印象非常深刻，他和妈妈一起住进来的时候表现得非常健康，甚至可以说是乖巧非常。这里多说一句，可能很多家长判断宝宝是否健康的唯一标准就是“是否哭闹”，这种经验主义真的太有欺骗性了。我们月子中心训练有素的护士都知道，不怕宝宝闹，就怕宝宝不闹，那些一边闹腾一边吃喝拉撒不耽误、各项生命体征呈上扬趋势的宝宝，远比那些安静、打蔫、不哭不闹、睡着了就不醒、饿了也不哭的宝宝，要健康得多。

这个宝宝入住查体的时候，各项体征都比较正常，虽然每天吃奶的量不算大，但也在正常范围之内，房间护士说他偶尔会出现吐奶的情况，查房医生检查了他的心肺、腹部胀气，并没有什么严重的问题。

因为月子中心的机构性质，所以中心查体的时候，只能记录一些基本体征，再根据宝宝病历上面的一些数据来进行判断。由于很多医疗机构出具的“出院小结”过于潦草简单，甚至很多客户不提供出院总结，这无疑加大了未知风险和我们的判断难度。巍阁训练有素的护理团队护士长和营养师们在每日查房的时候，对任何一个细节都不放过。护理团队在其中一天的查验当中，发现这个宝宝不但吐了奶，他的呕吐物里还有细小的粪便颗粒，这远远超出了正常范畴，也不是我们护理可以解决的问题了。护士长当机立断，先收集了宝宝的呕吐物，又说服妈妈立即叫车，就近送医，我们的护士长和房间护士也跟着她一起到了医院，结果宝宝刚到医院就被送进了手术室，医院结论：肠套叠。医生说如果再晚来几个小时，可能就真的回天乏术了。医院对于我们能及时发现问题、及时送医甚感惊讶，而这并不是巍阁第一次在 24 小时的贴身陪护中发现问题、果断抉择、说服客户就医从而抢救下一个小生命了。在妈妈和家人拉着我们的手说我们是“救命恩人”之前，我们的工作人员已经全力以赴投入到宝宝出院归来的护理方案的研究与制定中了。

月子中心这个行业目前还处在野蛮增长的阶段，很多人看准了坐月子的刚性需求，为了商业利益，像投身房地产一样盲目而热切地进入这个行业，只看到了需求，却忽略了满足需求后面的巨大风险。非专业的从业者擅长用商业广告等手段，将产褥期坐月子包装成“吃喝玩乐的假期”，把月子中心的专业价值包装成“房产价值”，抓住很多新手爸妈缺乏对产褥期这个特殊而脆弱的生理期的了解与认识,利用客户的“无知”来扩张市场，这是一种依靠套路来碾压专业的行为，也是缺乏对生命最起码尊重的表现，是不值得提倡的。对于月子中心这个产业，需要更多怀抱大爱之心的有识之士加入进来，共同让生育成为一件幸福的事情。

月子中心是一个“高风险 ”的行业，呵护脆弱群体的生命健康，不仅要专业、敬业，还要有足够的爱心与耐心，更重要的是必须明确自己的定位，月子中心能做什么，什么是做不到也不能做的。医疗救治必须由专业医疗机构完成，绝对不可以盲目自信。发现问题，必须和医院无缝对接，才能给生命安全上保险。

月子中心无缝对接医院，始于产妇分娩的初乳喂养阶段，这个时候，月子中心有专业的护理人员介入，帮助母亲实现初乳喂养。与医院的无缝对接延续在整个产褥期，遇到风险和超出护理范围的事情出现时，必须第一时间让母婴到专业医院进行救治。我们做的是和生命有关的事情，一丝一毫都马虎不得。

我们也不能把视线仅仅聚焦在这一个月当中，不是说妈妈和宝宝离开了月子中心，他们就和我们没有关系了。在这里坐月子可能是一个妈

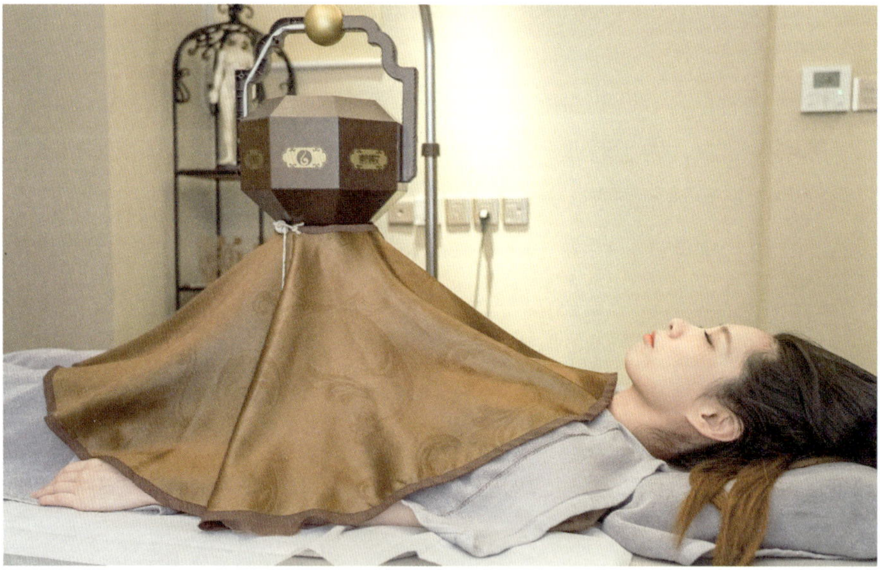

妈妈在做产康艾灸项目

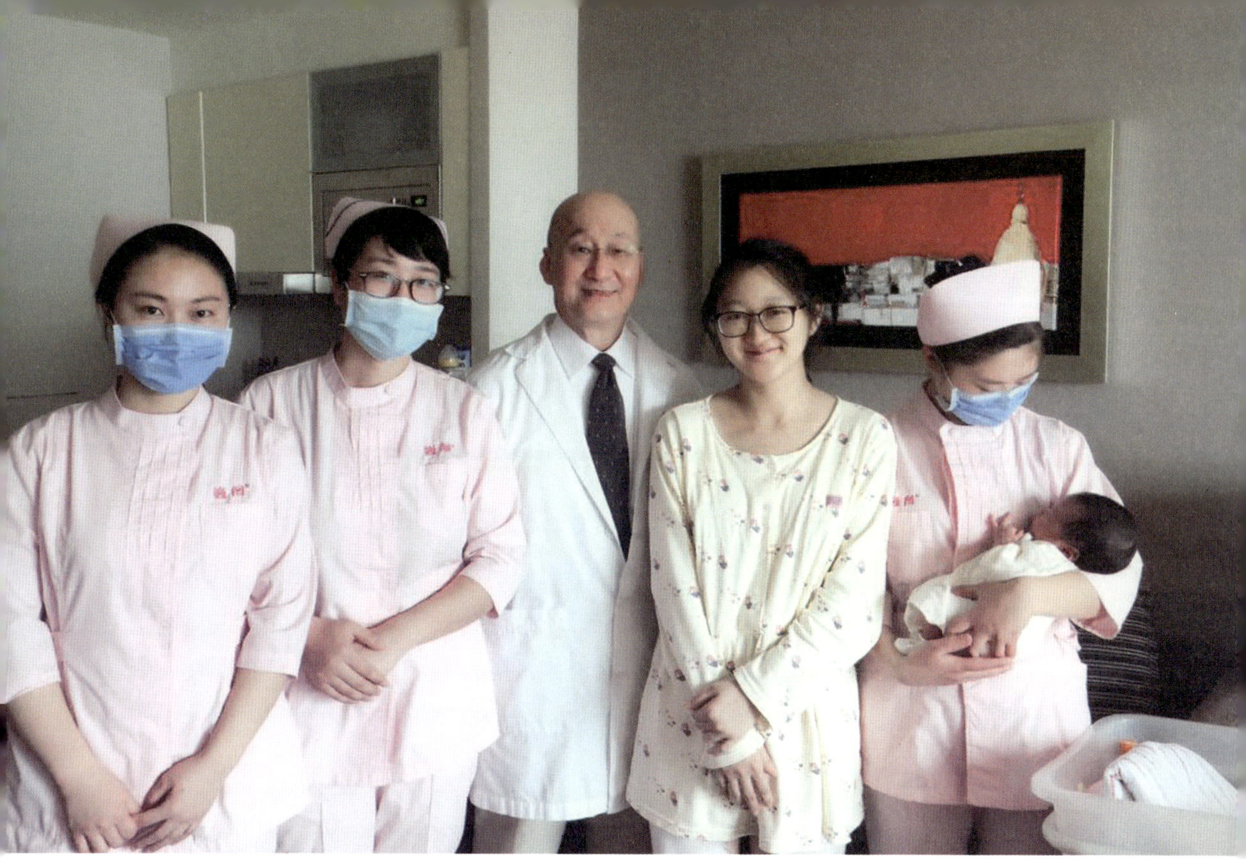

美籍妇产专家Sam刘与巍妈及护士合影

妈在成为妈妈之后最轻松的时间，每日的饮食、运动都有人帮她们做好计划，房间护士 24 小时的陪护让她们不用为孩子消耗心神，但我们的目标是将她们的身体、精神状态调整好，让她们即便回到家之后仍旧可以把新生儿照顾好，因为回家后即便是有保姆、月嫂、家人的帮助，那种辛劳也是在月子中心的时候所不能想象的。

坐月子这件事情，刚刚生产结束的母亲才是核心。在根据体质靶向定制的月子餐调理下，妈妈的器官得到充分的休息，身体机能得到恢复。同时月子中心根据产妇的恢复情况阶段性地安排产褥操，兼顾内外。在十月怀胎的过程中，子宫胀大、挤压周围器官使之移位，用肉眼就能看到一个女人为了成为母亲付出了多少。同样作为女性，我知道美丽是我们本能的追求，所以坐月子期间一定要使用绑腹带。这不只是身材的问题，也是让外扩的骨盆收拢，以物理手段帮助器官复位。

我相信每个细节都一丝不苟，才能传递最宏大真挚的爱意。

我们日常买东西都关注品质，这样的关键时期选择绑腹带也不能马虎，材质不佳的绑腹带不但无法提供支撑，还会对骨盆、内脏造成不必要的伤害，这种伤害是很难在出了月子之后以治疗的手段解决的。因此我们在千挑万选之后选择了从印尼进口的纯麻材质绑腹带，配合专业的缠绑手法，在效果最大化的同时尽可能地消除压迫感，有效地实现体形恢复和重塑。

护士帮妈妈使用绑腹带

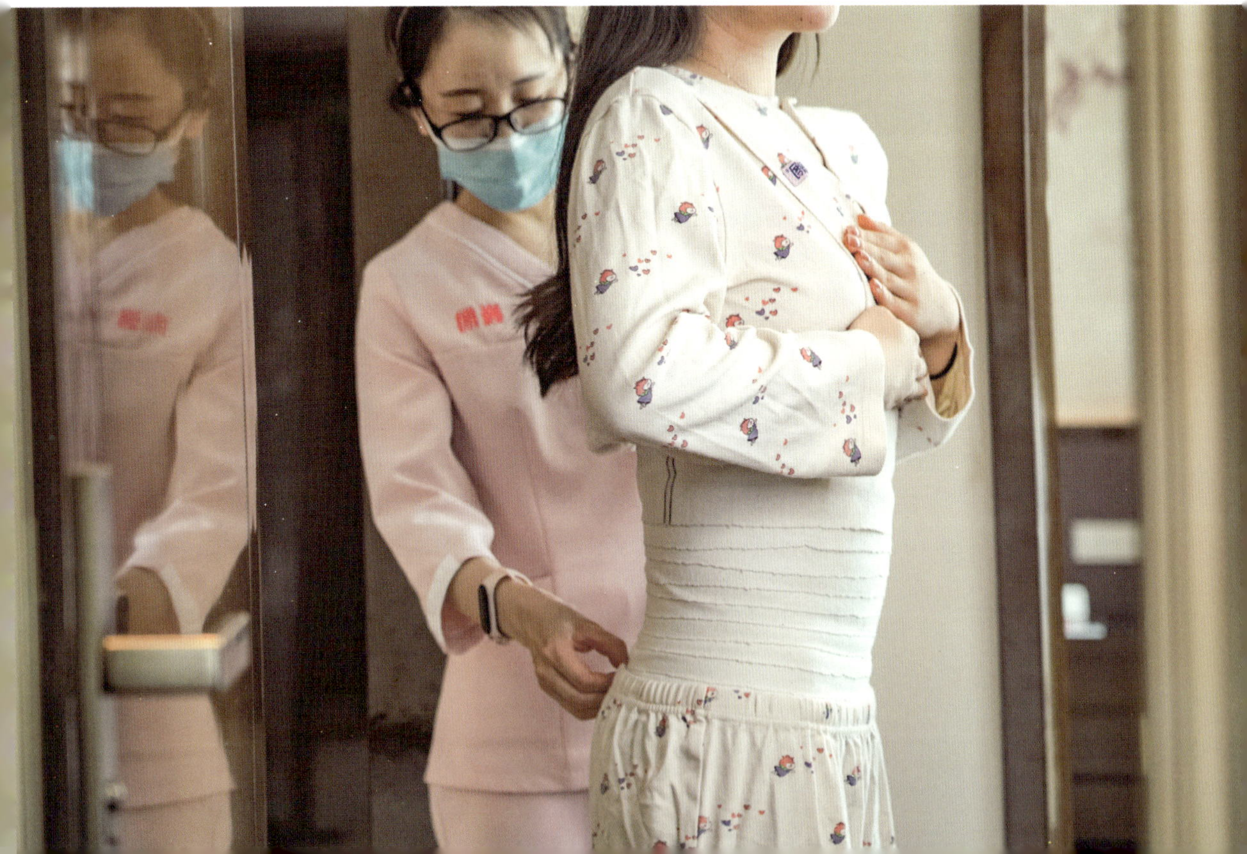

在护理之外，月子中心也承担了教育的职责。刚出生的宝宝是零岁宝宝，宝宝刚刚出生的父母也是零岁父母，他们不知道如何照顾这个孩子，不知道如何以全新的身份对待这个生命，我们不但要教会他们育儿的知识，也在反复的沟通当中，帮助他们构建全新的社会关系。

有一位很年轻的妈妈，因为丈夫家中复杂的关系，多少有些重男轻女，生了女儿之后变得格外敏感紧张。她不吃不喝，表现出了过分的保护欲，她时时刻刻将孩子抱在怀中，连房间护士都不能从她手里把孩子接过来。她确实很无助，因为在刚刚生产完的这段时间里，她的家人一个都没有出现过。

过了一段时间，她开始进入了另外一个极端的情绪状态中，她几乎不想看见这个孩子，好像在逃避自己生了一个女儿的事实。我们做不到立刻改变她、改变她家里人的想法，但是护士们会抱着孩子给她看，告诉她女儿是多么可爱，她会朝你笑，会伸出小手握住你的手指，让母性来软化她的性格，调动她的情绪。那个时候无论是房间护士，还是我们每日巡房的专家，都会告诉她，一个孩子是一个家庭的未来，无论她是男是女，都是这个家庭的一分子，血浓于水，她无论如何都会牵动着全家人的心。你要爱她，因为活在爱中的孩子才会更加可爱，一个可爱的孩子，是可以凝聚一个家庭的。

又过了一段时间，她渐渐敞开了心扉，而她的家人也被她的状态感染，被越来越可爱的宝宝吸引，大家都变得越来越平和与喜悦。家人们惊叹于她所表现出的成熟、血缘紧密的联系，她也让大家最终悦纳了这个可爱的小女孩。时至今日，孩子已经长大了，她的乖巧、可爱让她成为全家的掌上明珠，爷爷奶奶外公外婆围着她转，爸爸也寸步不离，而她那个原本叛逆跳脱的妈妈，也在她出世之后变得越来越温柔、平和。

可以说一个孩子，改变了一个家族。

我希望通过月子中心教会一个妈妈、一个家庭，甚至整个社会该以怎样的心态迎接一个全新生命的到来。单拿性别来说，选择是一个双向的过程，你在选择孩子，孩子也在选择你，生男孩或女孩各有 50% 的概率，但无论性别如何，这个孩子都承载了你的血脉、你的基因，也应当承载你的爱意。但这种延续不是一个孩子的事情，他的妈妈也应该受到足够的关注，很多产后抑郁的出现，都是因为整个家族对孩子过分的关心，以至于忽略了母亲本身的感受，她们因为激素水平、生理状况在此期间变得愈发敏感，我们更要温柔、细致地给予她们爱意和呵护。

从孩子出生开始，家庭关系就被分解、重新建构，每个人都要承担自己的责任。

结婚之前，女人是女儿，享受着父母无私的爱意；结婚之后，女人拥有了妻子的身份，她要开始为这个伴她一生的男人负责；而生产之后，女人变成了一个母亲，她要伴随这个全新的生命走过初始的人生路。可以说从这一刻开始，她继承了母亲的身份，完成了这个家族当中的循环，成为一个完整的、真实的女人。

她是一个家庭的支点，而这个家庭撬动了整个社会。当这个女人改变的时候，社会也在随之进步。女娲将自己的精气注入到了陶土小人当中，被创造出的人类就拥有了女娲的血脉，而每个女人身上缓缓流动的，其实是一个社会、一个民族的血脉。

在这个生命被创造、延续的美妙过程当中，女性是不可替代的。

现如今的生活水平更好，女性也更加注重保养、养生，再加上愈发完善的医美，目之所及的衰老可能会到得更晚一些，但是身体内部的周期性是不会有大幅度改变的。就像节气农时，这种规律都是通过几千年的观察总结出来的，是古人朴素智慧的结晶。农民通过节气了解什么时候应该播种，什么时候可以收获，而我们通过观察身体，了解了生命孕育的法则。我们只有顺应这种法则，才会更自在地存在于社会当中，遨游于天地之间。

我们处在一个信息更加庞杂、选择更多的世界里，女孩们不再把自己裹得严严实实，即便是冬天也有露腿穿小裙子的。我认同这种美丽，却不希望她们这样对待自己的身体。调养是一件任重道远的事情，哪怕是月子病也有潜伏期，等到年纪渐长，身体免疫力下降时，再用什么名贵的药材也调不回来了。

无论是《黄帝内经》还是中医理论，都是我们民族优秀的文化宝藏，我们不应该杜绝西方的先进思想，却也不该摒弃祖辈留下的文化精粹，这是我们民族得以源远流长的保障。我在呵护降临的生命，呵护给予他们生命的母亲，这种呵护中的传承，为一个民族打下了坚实的根基。我爱这些可爱的小生命，我爱这些伟大的母亲，而我希望传统文化的光华能够在他们身上绽放，这是巍阁的理想，也是我们的使命。

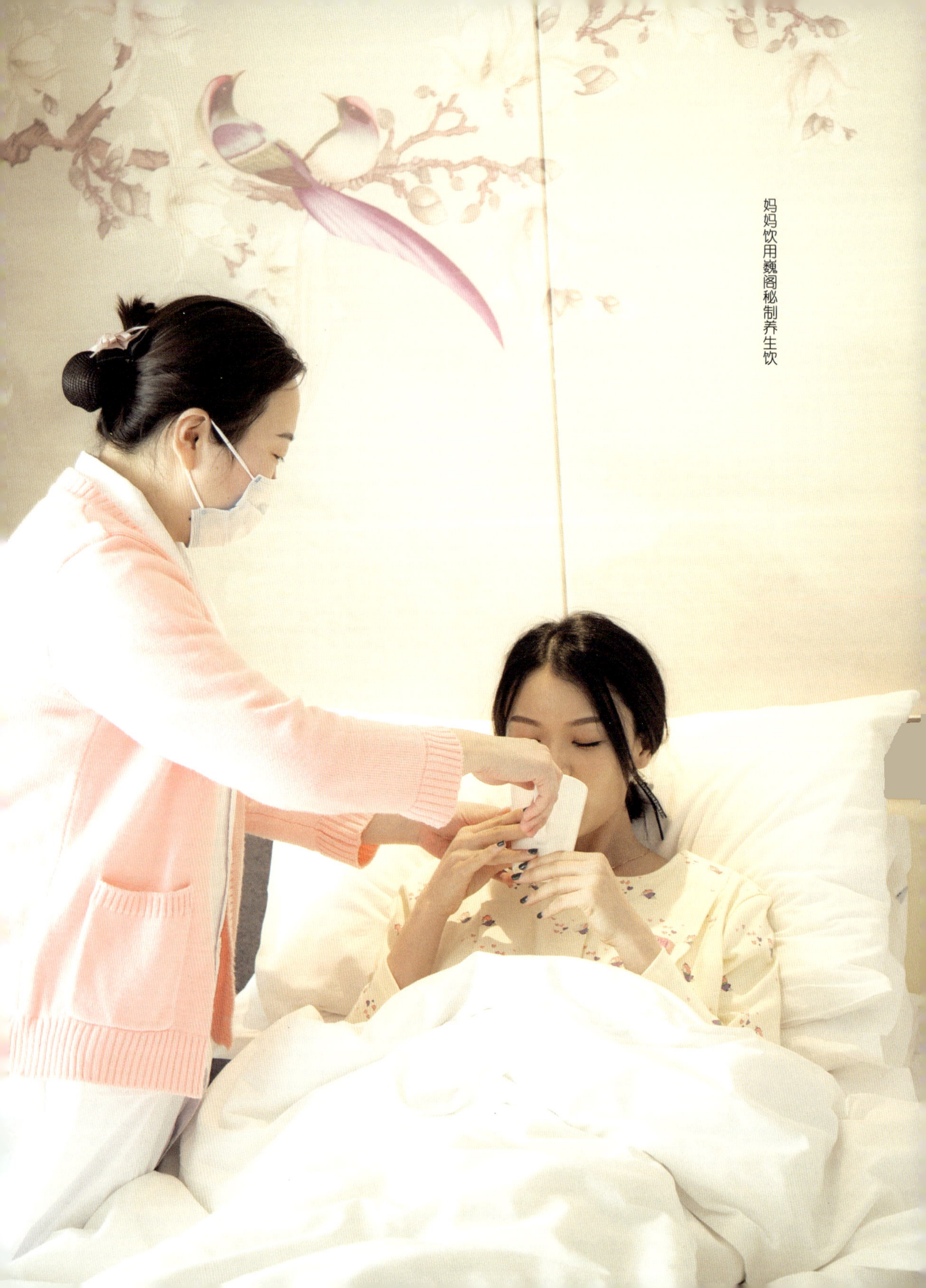

妈妈饮用巍阁秘制养生饮

快乐喂养，健康的妈妈才美丽

怀孕和生产也许是一个非常好的机会，经由一个孩子的诞生，见证一个女人的升华，这是生命延续的高光时刻。

中医见诊，追本溯源

《古今医统》中称："望闻问切四字，诚为医之纲领。"其中"望"指观气色，"闻"指听声息，"问"指询症状，"切"指摸脉象。而这一套理论对于我们而言，是收集客户体质状况的重要途径。从第一次到巍阁开始，每个客户都会建立一份专属档案，通过中医见诊留下翔实的记录。

西医通过各种医疗器械进行检查，以检测身体是否有异常状况，血压、血糖、白细胞数量……这就好像将机器拆卸成零件，逐个检查每个零件是否正常运转。而中医却是从宏观上，将身体当作一个完整的系统，从表征推及出现这些状况的原因。都说未来的医学是预防医学，从这个角度来说，中医其实是更能够防患于未然的，即所谓"上医治未病"。

《灵枢・本藏篇》说："视其外应，以知其内脏，则知所病矣。"中医通过大量的医疗实践，逐渐认识到肌体外部，特别是面部、舌质、舌苔与脏腑的关系非常密切，如果脏腑阴阳气血有了变化，就必然反映到体表。其中望舌诊病可以说是中医独有的察病手段了，舌质可以反映五脏的虚实，舌苔可以显示外邪侵入人体的深浅。正常人是淡红舌、薄白苔。若舌质淡白主虚、主寒，舌质红主热，舌质紫主瘀血，白苔主表证寒证，黄苔主黑证热证，黄而厚腻是湿热或痰热，苔薄病情轻，苔厚病情重，舌苔由薄增厚，表示病进，由厚变薄表示病退。有经验的中医可以通过观察舌苔就准确地捕捉到体质的特征和变化过程。根据中医观察得到的体质状况，我们会定制护理方案，并且在护理的过程中继续通过舌质、面色来观测护理效果。

“舌为心之苗，脾之外候。”舌头的状态和我们的脏腑是匹配的。舌尖诊察上焦心肺，舌中诊察中焦脾胃，两边诊察肝胆。有的人舌质瘦小还有裂纹，就像干枯的土地一样，这种情况下天天喝水也解决不了问题，因为喝下去的水分无法进入身体需要的地方，甚至直接被排出体外，这就是脾出了问题。中医的“脾”是指消化系统，脾胃功能弱的时候，就会出现齿痕舌；如果舌瘀严重出现横纹，排便一定有问题。对于中医来说，只看舌头就可以了解很多东西。

中医理论以《黄帝内经》为源起，在几千年的时间里非但没有消亡，反而愈发地完善，是因为它从一开始就抓住了顺时顺势的核心，就像自然界有自己的规律，人的生命、身体的运行也有自己的规律，顺应规律进行调整，自然事半功倍。

通过望闻问切、中医见诊，我们为每一位妈妈都搭建出了一个独属于她的构架体系，针对体征了解问题和隐患，才能制定出有针对性的调理目标，行之有效的调理方案。唇色、舌态、面色、体形都是外在形，最终以外在形，体现内在健康态。

现在很多人不信中医，把它当作一种玄学来看待，认为能够落实在数字和化验单上的才是科学，却没想过人类作为地球上最为复杂的生命体，远比现代科学这个概念延续的时间更长。人是自然的产物，会受到所在环境的影响，也在不知不觉地去适应环境。北欧的人鼻梁普遍高挺，和需要通过更长的鼻腔温暖进入身体的寒冷空气有关系；生活在热带的人毛发普遍不如寒带居民茂密，也是自然对人体外在形态造成的影响。

中医是一种对自然规律、生病本源的探索。我们向外探索太空，向内了解自己，人体是一个和宇宙同样迷人的体系，从这个角度来讲，怀孕和生产也许是一个非常好的机会，经由一个孩子的诞生，见证一个女人的升华，这是生命延续的高光时刻。

所以说，坐好月子对于母亲和孩子来说，都是一件可以提升生命质量的时期。

身、心、灵的黄金调理期

对于母亲而言，坐月子是人生的“转”，对于宝宝而言，新生儿期是生命的“起”，产褥期的调养是身、心、灵合一的事情。

自然的精妙之处在于相生相克、环环相扣。新生儿期是 28 天，女性的例假周期是 28 天，产褥期也以 28 天为一个循环。怀孕的过程中，身体器官为了子宫的生长移位腾出空间，身体循环的每一个节点都从供给一个人变成供给两个人；而在生产的过程中，身体器官和系统都要经历一次复位。产褥期之所以能够成为黄金调理期，就是因为在这个身体剧变的过程中，如果我们能够遵循自然规律，依照生命节奏，温和地施加影响，是完全有机会重建健康的。

从产前身体分泌催产素开始，我们的身体就在为了胎儿的降生做着准备，从器官到毛孔都处于一种逐渐张开的过程中，而当胎儿从产道离开子宫之后，这种张开的状态也是需要一段时间才能闭合。在这种开放的状态下，外界环境必然更容易影响到母亲的身体健康。我们传统沿袭下来的有关坐月子的禁忌，大多是由当时的物质条件造成的，所以人们大多只看到了负面的影响，寒气湿气进入体内会导致头疼，见风会关节痛……而由于认识水平的限制，以家庭女性长辈为代表的大多数人都缺乏对于调养的正确意识。

月子期间我们所推崇的“养”是以母亲为核心的。刚出世的宝宝，尤其是母乳喂养的宝宝，母亲的身体状态也会通过这种营养的传递体现在他的身上，所以想要让宝宝身体健康，妈妈一定要处于一个更加健康的状态当中。

人的体质是天生的，但体质并非不可调理，就好像我们人的性格是天生的，但可以通过学习、修炼来让自己表现出一个更加平和、成熟的状态。黄金调理期是天时，选择了巍阁是地利，服务人员的努力和妈妈的配合是人和，有了天时地利人和，自然会有事半功倍的效果。

民间都说月子病月子养，是因为在这段时期进入了身体的湿气和寒气，一旦出了月子，毛孔、骨骼闭合，这些湿寒之气是很难排出体外的，只有等到下一次生产、下一次坐月子，身体重新处于张开的状态，调理才能见效。

但生命的历程是个单行线，坐月子也是妈妈和宝宝两个人的事情，妈妈有机会生二胎，宝宝的出生却不可能重来一次。妈妈处在不同年龄段的身体状况也有所不同，月子病能通过月子养，但是“养”是改善、缓解，而不是根治。很多妈妈在第二胎、第三胎的时候选择了巍阁，都会说后悔没有早一点知道，早一点过来。从最开始就避免问题的出现，当然比事后的弥补、修正更有益处。

这也是为什么我们提倡从准妈妈备孕开始就来建档，签约。受精卵变成胚胎之后，爸爸能够施加的影响已经成型了，当胎儿成型，我们能够通过母体造成的影响其实已经是有限的了。我们对生命的了解其实是一个不断追根溯源的过程，就像教育的概念早就深入人心，早教也一步步被了解，现在还有了胎教的概念，这就是一种回溯。

月子中心不是医院，黄金调理期也不是万能的，有些客户说她有胃病，希望可以通过月子调理，那我们能做的其实只是缓解症状，做不到、也不可能做到根治，这需要正统的医疗环节介入。月子期间的调理，针对的是孕产和由此而生的各种问题。在解决这些问题的过程中，因为人体是一个完整而精密的系统，自然可以达到整体健康水平提升的效果，尤其对于女性来说，孕产方面调整好对身体状况有非常显著的正向影响。但是归根结底，我们也有很多力所不能及的事情，所以我们才要和医院做到无缝对接，我们负责“养”，医院做到“治”。

宝宝们经历了从母体来到这个世界，又一点一点地适应这个世界的过程，妈妈也在适应自己全新的身体状态、精神状态和角色身份。这就是为什么产褥期的调养是身、心、灵合一的事情，它不但重塑健康，也在重构一个家庭的社会关系。从宝宝分娩降临的那一刻开始，母亲才成为母亲、父亲才成为父亲，这种角色的确定和转换带来了整个社会结构关系的转变。

因为这几方面的变化，这个阶段其实是一个问题集中爆发的时间，

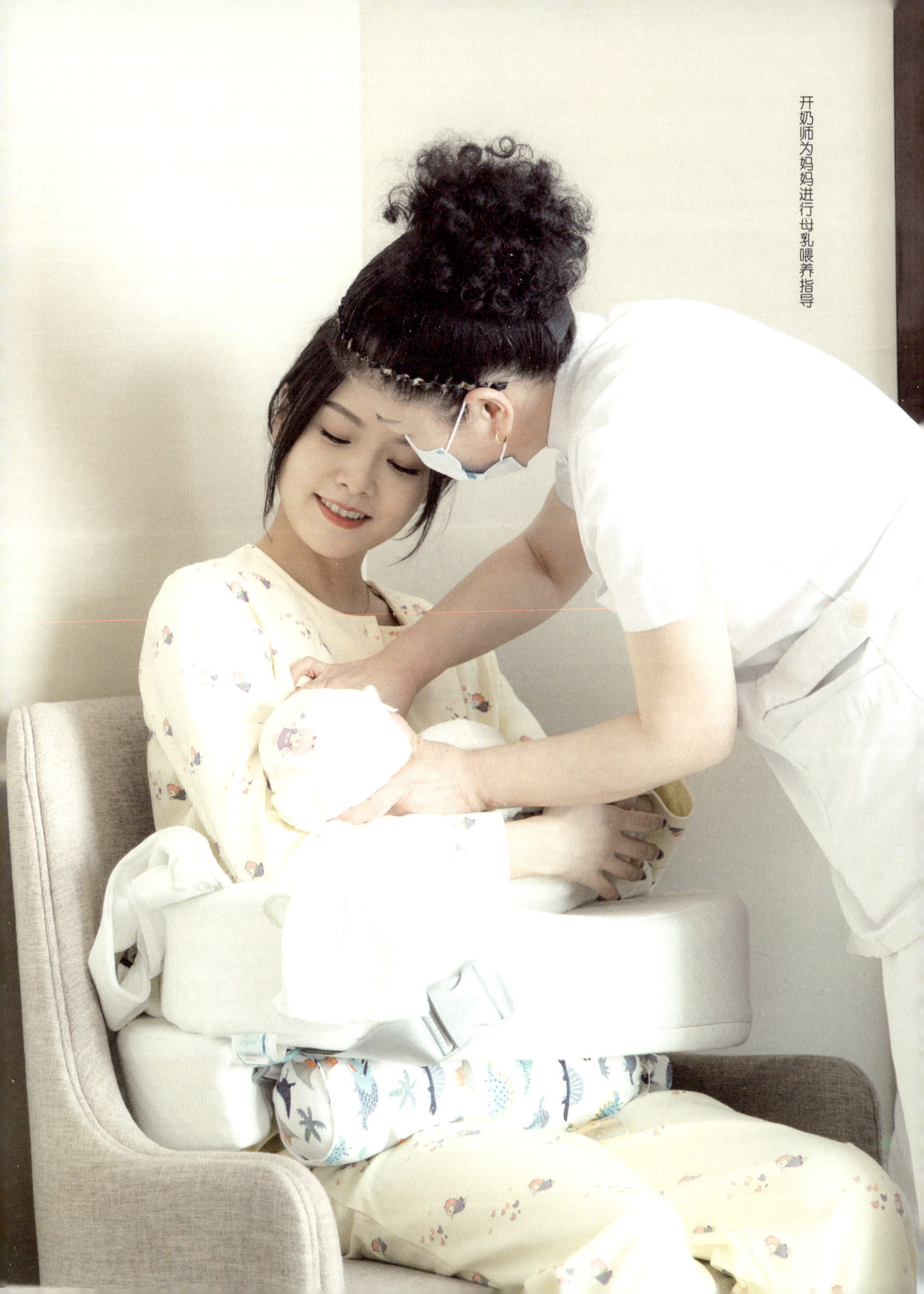

开奶师为妈妈进行母乳喂养指导

也是集中学习的时间。如果能够把这种转变梳理好，未来的人生之路就会走得更加顺畅，如果在这段时间里打了结，无论身体、心理还是家庭关系、社会关系，将来只能更加混乱。

好的月子中心是一所学校，它为你提供了一个全方位、综合的课程，你认识自己、认识降临的生命，通过调整自我理顺家庭关系，进而找到自己在社会、在世界中全新的角色，而我们生命的润养，就在这个学习的过程中，一点点实现了。

母乳喂养，快乐喂养

母爱是一种天赋、一种本能，从孩子出生的那一刻开始，他就是妈妈一生研究不完的课题。妈妈面对的第一份考卷，就是母乳喂养。

母乳喂养的优点毋庸置疑：

第一，人乳中含有丰富的蛋白质、维生素和矿物质，各营养成分不断变化，其比例也会随着宝宝的生长和需要呈相应改变，可以说母乳是为宝宝量身定做的。

第二，母乳为疾病提供不同种类的防御机制，包括为抵抗特定病原体而分泌的抗体，还有乳铁蛋白。乳铁蛋白不仅仅是母乳宝宝铁的来源，同时还能提供抗菌和抗病毒保护。

对于宝宝来说，从母乳中摄取足够的养分，获得免疫因子，可以使宝宝增强抵御疾病的能力，不易发生胃肠道、呼吸道、泌尿道的感染，降低腹泻和肺炎的发生率。

第三，母乳中所含的必需脂肪酸具有优化认知功能和视觉作用。研究发现，与相同胎龄和出生体重、经由鼻胃管喂食配方奶的早产儿相比，喂食母乳的早产儿在18个月和七八岁的时间段内有较好的发育。同时，母乳宝宝具有更高的视觉灵敏度。这些益处都要归功于长链多不饱和脂肪酸二十二碳六烯酸（DHA）和花生四烯酸（AA）的存在。

第四，母乳喂养的行为本身，也可以建立起妈妈和宝宝的感情联系。在母亲的怀中得到爱抚，对于宝宝的心理、语言和智力发育都有极好的促进作用。

但母乳喂养是以母亲的身体素质为前提的，再好的护理团队也只能起到辅助作用。有些妈妈因为自身的体质问题，并不适合母乳喂养。虽然开奶师可以通过专业的按摩手法实现表层疏通，但是，当妈妈的体质无法满足喂养要求的时候，也不能过分强求。

要实现母乳喂养，三股力量缺一不可。

第一股力量是妈妈的力量。产妇自身的体质、腺管的状态、乳房的健康、遗传基因等是否具备良好母乳条件是能否实现母乳喂养的客观条件。除此之外，也要看产妇主观上是否有亲喂的意愿。我们不得不承认，部分母乳喂养的过程是需要忍受剧痛的，尤其是遇到扁平乳、内陷乳头这样的乳房状况，虽然算不上是需要治疗的疾病，却会导致产妇为了母乳喂养，必须付出疼痛的代价。如果是气郁体质的妈妈，很容易因为疼痛而烦闷不乐，甚至到产后抑郁的地步。生气、多疑、哭泣等问题都会加重郁结情绪，这俨然已经成为乳腺炎的一大诱因。因此我们提倡母乳喂养，也非常关注母乳喂养给产妇带来的心理压力。事实上缓解产妇产后的抑郁情绪是我们非常重视的环节，毕竟情绪是会直接影响泌乳素分

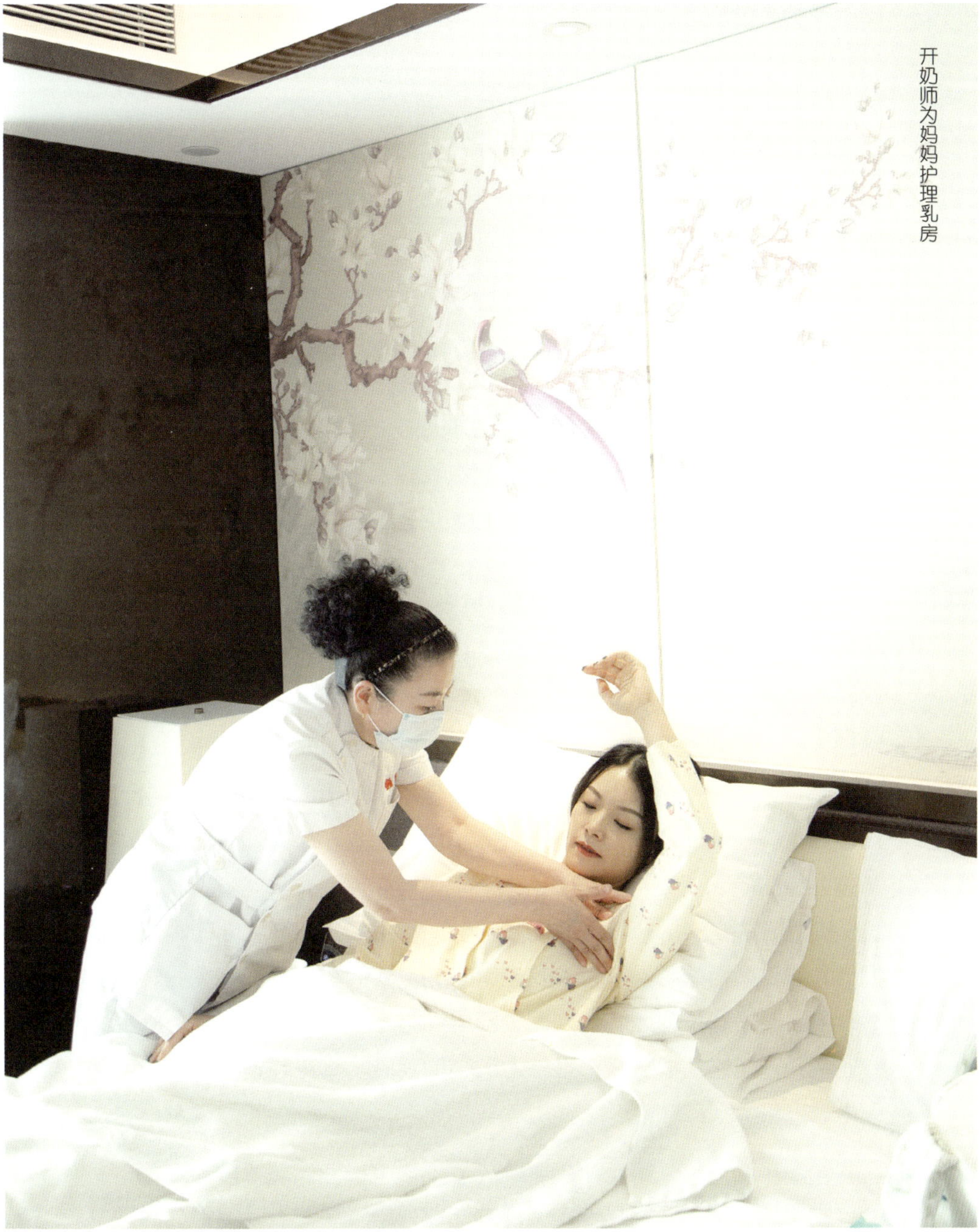

开奶师为妈妈护理乳房

泌和奶水质量的。

第二股力量，就是宝宝的吸吮力。人们常常把需要“使出洪荒之力”形容成“使出吃奶的力气”，可见在我们的概念里，这个力量是人能使出的最大的力量。但是想要使出吃奶的力气，宝宝们要把自己没有牙齿的牙胚变成有力的武器，包裹乳头乳晕，才能产生吸力，将乳腺管的奶水吸出来，这是外界的力量无法替代的。

如果宝宝体重偏低，吸吮力弱，或者乳头错觉宝宝没有耐心，吃两口就不吃，抑或是宝宝有像唇腭裂这样的病理性问题，宝宝的吸吮力不足以吸通妈妈的乳腺管，就会导致深层乳腺管不畅，奶水淤积，不但容易诱发乳腺炎，也可能使产妇对母乳喂养产生恐惧情绪，拒绝亲喂。

最后一股力量即是外力。借由母乳喂养指导技师（俗称开奶师）的手法按摩疏通，解决乳房的表层淤积，同时教授宝宝正确的含乳姿势。妈妈托乳的手形、宝宝含乳的口型、吸吮吞咽的节律、乳盾的使用方法、皲裂乳头的处理与保护，甚至是喂养信心的建立与心理疏导等方面，都是专业的母乳喂养指导技师要帮助产妇实现母乳喂养时要完成的工作内容。

内因起决定作用，外因只能起到辅助作用。身在产乳期的妈妈，她们的乳房是最为敏感、最容易受到影响的。我们组建了一支专业、敬业的母乳喂养指导技师团队，定期进行培训与考核，不断提升服务水平、专业素养，但这归根结底都是外力的辅助手段，真正起到决定性作用的还是妈妈和宝宝自己。

作为专业机构，我们要尽力做到共情，从产妇的角度出发去思考问

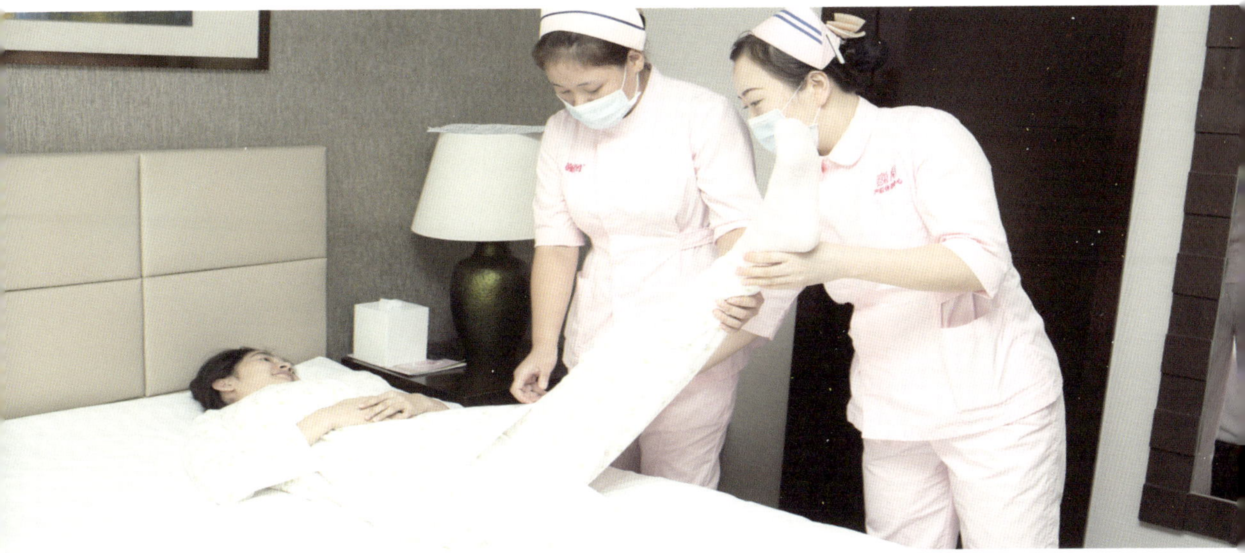

护理团队为妈妈日常查体

题。既然她们的情绪直接影响产乳状况，那么只有在了解她们的性格、家庭状态、分娩方式等各种状况的基础上，才能真正解决情绪问题，切实帮到产妇和新生儿。

为了产后的母乳喂养顺畅达成，巍阁的母乳喂养服务是从孕期就已经启动了。我们从孕期开始对孕妇的乳房进行手诊检测，分析喂养可能出现的问题，并且开始有意识地进行心理辅导，帮助孕妇建立母乳喂养的心理准备；等到生产住院，开奶师会配合医院的产后建议，结合亲测乳房的具体情况制定调理方案；入住中心之后还是会在执行方案的过程中，根据乳房状态的变化不断进行调整；即便是在离开中心后，开奶师也会给予专业的喂养建议，随时开放咨询通道，这样，即便是一胎妈妈也能安心地度过哺乳期。

很多时候，妈妈们的惶恐无措都是来自未知的恐惧，不知道母乳喂养是不是会导致乳房下垂、变形；不知道自己的母乳是不是可以供给宝宝的需要。在喂养出现问题的时候这种忧虑达到了最高峰，爱生忧怖就是这个道理。其实只要放平心态、安心静养，给宝宝一个成长的时间，配合专业的护理，总能得到自己想要的结果。曾经有一位高龄产妇的客户，前两胎都没有母乳，她入住之前也几乎自暴自弃地告诉我们“就是没有奶”，但我们看得出她强烈的哺乳意愿，也十二万分愿意和她一起努力，最终在她自己、开奶师、营养师、护理团队和宝宝的共同努力下，实现了全母乳喂养。

我还记得她第一次抱着宝宝喂奶的时候，眼眶里都泛起了喜悦的泪光，她笑得那么开心，怀里的宝宝也是一脸满足，那一刻，她全身都洋溢着母爱的耀眼光芒。

健康可以构建，美丽可以塑造

我们的目标是让妈妈们有足够强健的身体来应对照顾幼小生命的操劳和消耗。有健康的体魄，才能有积极的心态，才能有余力去享受从今天开始，多了一个小生命陪伴的人生。

我最喜欢听到客户说的话，就是当她们出了月子之后，朋友们说她们“根本看不出来生过孩子，比之前气色还要好”。

毫无疑问，生儿育女是一个女性最伟大的奉献，她们也经历了巨大的疼痛和煎熬，但这种奉献并不应该以牺牲自己作为代价。成为母亲是一个女人生命完整的过程，她们理应享受更加灿烂美好的人生，那些身体上的病痛、身材上的走形都不是必须出现的，通过专业的护理、康复，是完全可以避免的。

因为要在怀胎十月中给孩子的生长腾出空间，内脏移位，肌肉和皮肤也被撑到极限。在孩子娩出母体之后，体形需要时间和精心的护理才能够恢复，普遍认识中对生产的负面印象，大多都是没有坐好月子造成的。

我们如今处在一个相当焦虑而急躁的时代里，大家做什么好像都很急。十月怀胎的过程不能跳过，产褥期的恢复也需要时间，你不能同时要减肥，又要母乳充足、吃得舒服睡得好，还要求伤口恢复快。怀孕的时候，生命在腹中一点点成长，等到坐月子的时候，也要给身体时间一点点康复，给宝宝时间一点点长大。

子宫要排出恶露，身体里堆积的多余成分都需要被排出，就好像我们要先把房间清理干净，才能把它布置成我们喜欢的模样，想要让月子期间能够得到充足的营养，首先要清理出一个顺畅运行的系统。我们的很多工作人员也是妈妈，一位咨询师加入我们的时候刚刚生过宝宝，她自己查了很多文献，也请了月嫂，自觉已经足够专业，但是她怀孕期间体重增长了差不多 30 斤，生完孩子出院的第一天，家里人就端出了浓白的鲫鱼汤。后来因为宝宝体质特殊不能吃奶粉，为了跟上孩子母乳的需求，她的饭量也不自觉地大了起来。她一直坚持母乳到宝宝两岁左右，时至今日虽然体重减轻了很多，体形也很难恢复到生产之前的状态了。

很多人都觉得孕期长胖了，是脂肪增加了，其实你的脂肪并没有增加多少，很多时候都是水分和杂质让你的细胞体积变大，所以产后坐月子期间，排水肿是非常重要的一环。我们的月子餐、月子饮前期都将重心放在了这里。

松弛下垂的腹部，一定要选择质量好的绑腹带，以专业的手法缠在腰腹部，才能帮助器官复位和体形恢复。后期我们根据产妇的康复情况，安排阶段性加入产褥操、产后康复训练等来帮助产妇进一步重塑体形。

从分娩开始，妈妈就要承担另外一个幼小生命的重任，即便是为了母乳喂养，为了照顾孩子，我们也要让妈妈们拥有强健的身体。健康是一种由内而外发散出的状态，美丽是它的表征。人都是爱美的，但美丽并不是体重秤上的数字，而是通过调理饮食、恢复气血、打通经络，来逐步恢复身体健康。因为祛除了水肿，体重自然会有所下降，但真正健康的肌体，是紧实而有活力的，那才是一种健康的状态。这个时候，你会自然而然地散发出一种和少女时代截然不同的美丽。

她积极而有活力，却多了几分温柔润朗，那是一个美丽的妈妈，一位伟大的母亲。

专业而温情的护理

妈妈们说巍阁是娘家，我们也随时都欢迎她们带着宝宝回家。

坐好月子，不止 28 天

很多人觉得月子中心就是一个在月子期间提供看护、护理的机构，但当我们把视野提升到生命健康、女性成长的高度时，只做到这些是远远不够的。

我们从备孕期间就会开始为客户（孕妇）建档，在孕期就由中医、营养师根据孕妇体质不同共同制定个性化的调理方案。在怀孕期间，每隔 3 至 4 周我们都会进行一次中医见诊，了解孕期妈妈的体形变化、体态特征，从最基本的体重控制，到孕期食谱的规划都有涉及。

这其实也是一个风险预防的过程，我们提前知道了妈妈的家族病史、过敏史，知道母亲的早孕反应、孕检结果，有助于我们在产前就做好护理的预案。有一个父亲家族有唇腭裂病史的宝宝，出生之后也出现了唇腭裂的问题，像这种有特殊情况的宝宝，我们就必须加派一个护士才能跟得上服务。宝宝吃母乳，但是因为上唇腭裂，无法依靠自己吮吸，我们只能请开奶师帮忙把母乳挤出来，再由护士一口一口地喂给他吃。那个时候温奶器放在旁边随时保证恒温，一个护士扶着宝宝的头，另一个护士小心地喂。宝宝口腔不闭合，容易呛奶，更容易出现吸入性肺炎，我们是用百倍的耐心，扛着巨大的风险照顾他。妈妈在这里住了 42 天，我们的护士就一勺一勺地喂了 42 天。

这个宝宝将近一周岁的时候在嫣然天使儿童医院做了手术，现在已经是个健康又漂亮的小天使了。他的母亲今年怀了二胎，还是来巍阁坐月子，已经 3 岁多的小家伙会笑眯眯地跟我们打招呼，护士姐姐说当年我抱过你、喂过你，你记不记得，小家伙笑得很开心。

我们的第二阶段，也就是产后的服务，是从妈妈离开产房就开始的。很多时候我们的护士赶到医院去，产妇全家都像看救星一样看着她。尤其是一胎家庭，奶奶姥姥几十年没有抱过婴儿，爸爸妈妈更是手足无措，医院的护士都是病房护士，没有时间只看管他们一家人。我们在医院里帮宝宝换尿布，协助妈妈喂奶、吃饭。这个时候我们也会从医院收集一些产妇生产过程的信息，如妈妈有没有大出血？宝宝有没有像锁骨骨折、头皮血肿这样的副损伤？如果有一些特殊的处置方式或者护理要求，我们都是要记录下来的。

第三阶段就是妈妈和宝宝正式入住中心、执行我们定制护理方案的时候了。但这个方案也不是一成不变的，妈妈生产时的信息要加入其中，还要根据月子期间的身体变化不断进行调整，可以说我们是一刻也不能放松。

我们这里的很多护理人员都有临床医学的学位，或者三甲医院多年工作的经历。不少人认为月子中心是一个和月嫂紧密联系的机构，是巍阁颠覆了这一认知。月子期是新生儿生命的第一站，是妈妈人生最重要的一个转型期，而月子中心则是连接了整个家庭与社会的一道门，是与医院无缝对接、为脆弱生命保驾护航的专业机构。作为全新的产业形象，巍阁将要重新构建一个更高、更完善的行业标准。

特别有意思的是，前段时间有个孩子姥姥来咨询，进门就说她已经走遍了北京大多数的月子中心，对方介绍的时候总会说“我们有什么服务和巍阁一样”，姥姥心想：“你们都说自己跟巍阁一样，那我就去巍阁看看吧。”听她这么说，我才愈发清晰地感觉到，我们这十多年来的付出和努力，确实改变了一些什么。

从剪断脐带开始，一个生命进入了新生儿期，他经历的是两个巨大的变化过程：从母体来到世界的过程，适应世界的过程。28 天过去，他就过渡到第二个阶段——婴幼儿期。所以说妈妈满月是 6 至 8 周，宝宝满月是 4 周，多出的两个礼拜，实际上宝宝是在经历从新生儿到幼儿的过渡。照顾一个婴幼儿和照顾一个新生儿是完全不同的，这两个礼拜给了妈妈一个缓冲、适应的时间，让她有余力去学习、去了解，而不至于在新情况出现的时候用过时的老办法，手足无措，甚至影响之前煞费苦心为宝宝打下的健康基础。

如果有条件，其实月子完全可以坐满 100 天，因为在这 100 天当中，妈妈和孩子两个人的生物习惯都已经固定了下来。俗话说三翻六坐七滚八爬，三个月的孩子已经有了自主行为能力，免疫力也达到了足以和自然界对抗的标准，而经历了十月怀胎一朝分娩的妈妈，身体恢复也是阶段性的，6 周是子宫（自然生产）复原的周期，其他的器官需要更长的时间，这些事情都是急不来的。

第四阶段的护理可以说是巍阁提供的增值服务了。28 天就算出月子，但是很多妈妈会在这里住到 42 天，甚至 100 天。但是无论你在这

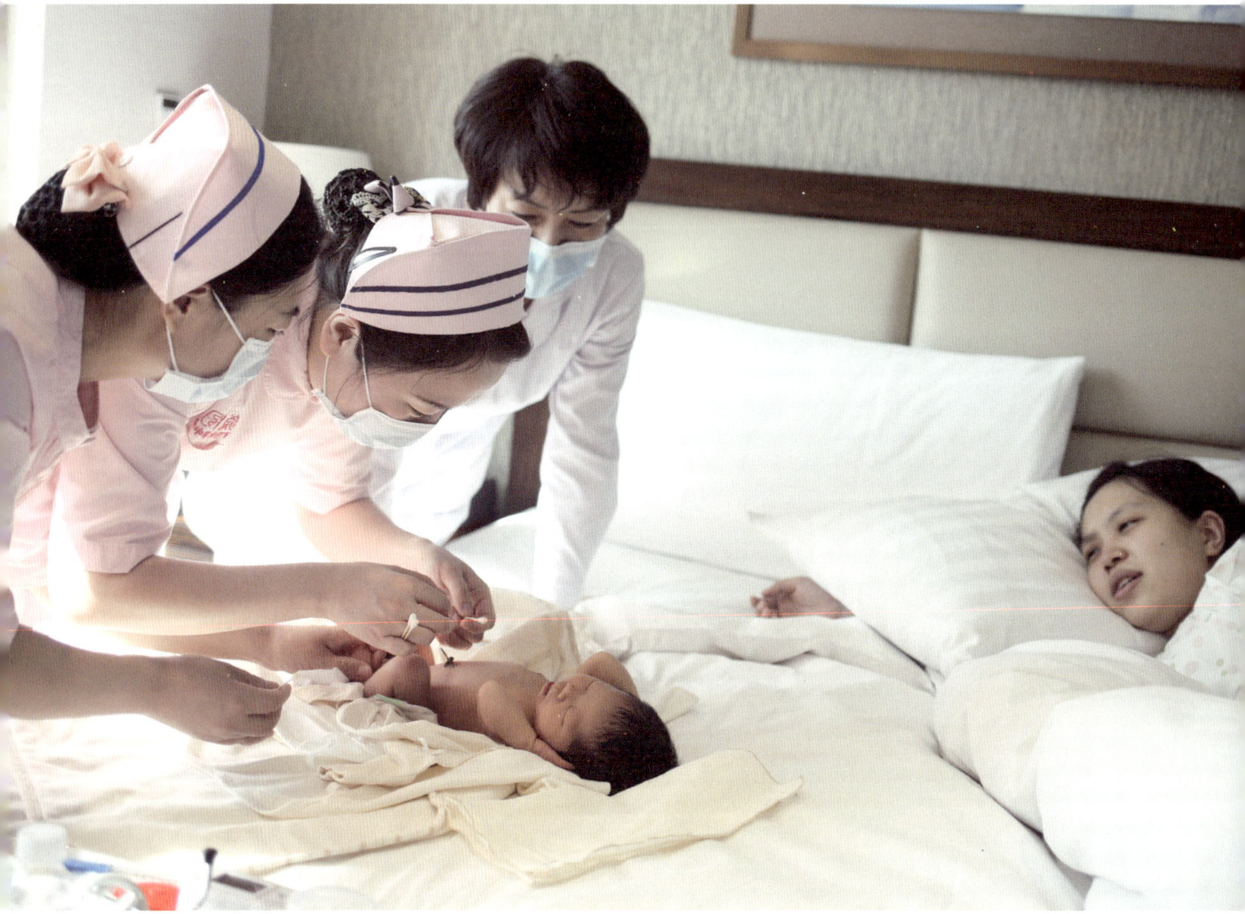

护理团队为新生儿查体

里住了多久，离店之后的 100 天里，妈妈还是可以回来预约乳房护理，给宝宝免费剃胎发、剪指甲、制定辅食食谱。妈妈们说巍阁是娘家，我们也随时都欢迎她们带着宝宝回家。

怀孕、生产是女人一生中身体、心灵的一次剧变，我们陪伴她们度过这一时期，竭尽所能地给予帮助和呵护。每一位妈妈都是我们的客户，但护理母婴对我们而言却绝不仅只是一项生意，你付出了爱意，就有情感的共鸣。

8对1的专业团队，24小时贴身服务

就算是台湾相对于我们更加成型成熟的月子中心、月子护理机构，服务方式也基本采用一对多的集中护理模式。比如说他们会把宝宝抱出妈妈的房间，在育婴室按照一定的比例来配备服务人员，统一提供护理。这种模式存在的问题显而易见，从看得见的器材混用到看不见的交叉感染，都会给正处在脆弱时期的妈妈和宝宝们造成很多潜在的风险。

我们看到了这种隐患，也看到了巨大的可提升空间。从最开始，我就想要把巍阁做成一个足以担得起行业标杆的月子中心，想要给经受怀孕生育苦痛的女性同胞们一个更加平顺、幸福的人生，那么所有的一切，就都要做到最贴心、最顶尖。

所以从台湾同业前辈的多对一出发，我们直接越过了1对1，做到1+n对1，以产妇和宝宝的健康为核心，组建团队，把各个专业环节都变成植入式的床头服务。

从最早的建档开始，咨询师花长时间进行深入的沟通交流，中医、营养师、开奶师共同对孕妇的体质、健康状况作出评估，规避潜在风险，定制专属的护理方案，到生产后将护士外派到产房和入住后护士24小时在房间内看护，在这个新生儿和产妇每天都在经历着身体、心理剧变的关键时期里，一个8人团队巨细靡遗的呵护，才能保证每一个细节都不遗漏。

宝宝入院的时候，我们都会进行查体，并且尽可能多地了解医院产科、儿科医生的护理建议，但对于这群刚刚睁开眼睛看世界的小宝贝来说，每一分钟都有无数种可能性导向不同的方向，这也是为什么我们希望客户们尽可能提前建档，信息收集得越丰富、越全面，我们就有越大的把握去规避风险。

有一位预产期是 11 月的准妈妈，10 月底来找我们预订房间，她来得匆忙，却正好碰上了我们有房间空余，房间号还是对她很有纪念意义的数字组合，故事的最初，皆大欢喜。产后 3 天妈妈和宝宝一起入住，医院诊断上注明的“新生儿未排胎便”引起了我们的注意。

很多人都觉得我们只要离开了医院，就说明孩子和母亲都是健康无碍的，但其实这只是说明当时母婴的状态并不具备明确的疾病指征。像没有排胎便这样的问题就是可大可小，也许过一两天胎便排出了，也许会有更严重的状况显现出来。出于专业角度的谨慎考量，我们将宝宝暂时纳入重点观察范围。一天下来宝宝仍未排便，每次吃奶的时候也会吐一点，妈妈并没有觉得紧张。

但是夜班的护士发现了问题，宝宝在夜间的生命体征并不太平稳。因为我们平常的监测记录是精确到每一个时间点的，每日例行早会看过报告，店长就带着儿科专家以及整个团队去找妈妈沟通了。我们的儿科医生怀疑宝宝可能有新生儿肺炎或者先天性的肠套叠，这两种病症都需要医疗救治，超出了月子中心的护理范围，我们建议家人带宝宝去医院进行进一步的检查。

反对意见自然是有，有家人说我们这才出院第二天，也没有什么特别紧急的情况，还有人说明天就要去采足跟血了，明天再检查也不迟。感谢孩子爸爸对于我们的信任和认可，当时就带着孩子去了医院。晚上七八点的时候收到消息，宝宝先天肠套叠、伴有肠出血的症状，留院观察了。

那几天我们的工作量几乎是加倍的，宝宝才刚出世就要经历大型手术，妈妈在我们这里既紧张又焦虑，眼泪几乎就没断过。为了保证母乳喂养到位，爸爸和护士每天都奔波在月子中心到医院的路上。辛苦是真的，但是看到宝宝最终平安出院时加倍的喜悦也是真的。

后来想想其实有些心惊胆战，因为如果当时家人不听从我们的就医建议，不去医院或者第二天再去医院，这条小生命可能就有夭折的危险。我们很感激父母愿意接受我们的专业建议，也很庆幸宝宝最终能够战胜先天性疾病，恢复健康。

但是，并不是每一个父母都能够在紧急关头懂得尊重专业是多么重要。虽然预警和告知是我们的义务，但是就医决策是客户的权利，我们还需要尊重客户自己的决定。有时，客户并不具备对自己的决策承担后果的能力，但是会固执地坚持自己的想法，直到事实证明我们的建议是正确的，才后悔不迭。因此，因为客户对专业的不尊重导致就医延误的事情也不是零概率。

这种时候我就会觉得自己的坚持真的是一件非常有意义的事情。我们可以很简单地遵从客户的意愿，合同对于责权利的划分本身足以让我们不需要对客户的自身决策担负责任，但我们之所以投入如此之多组建一支专业的 8 人团队，就是因为考虑到客户可以缺乏相关知识，我们不可以，尽可能帮助他们规避和发现他们意识不到的风险，也许不算是分

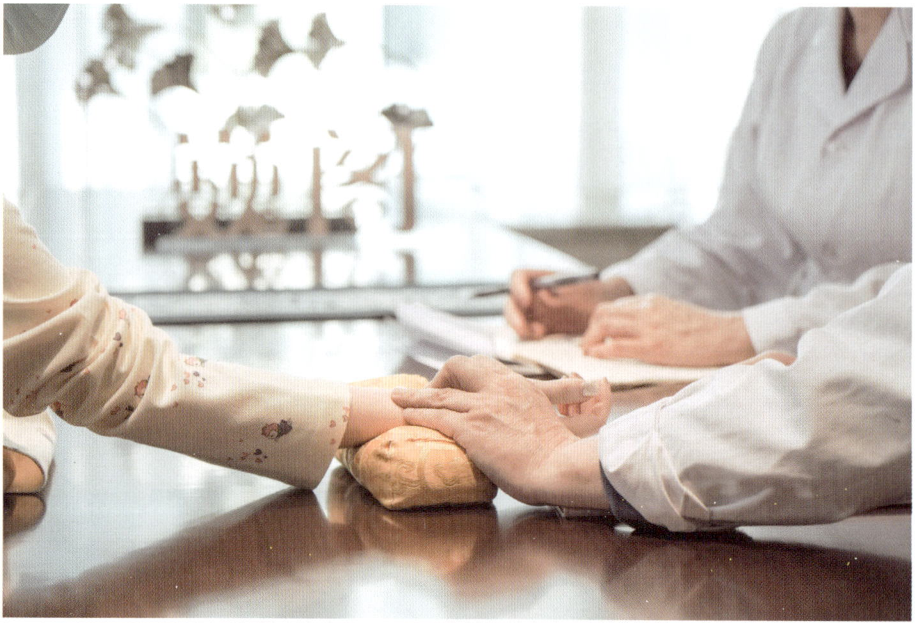

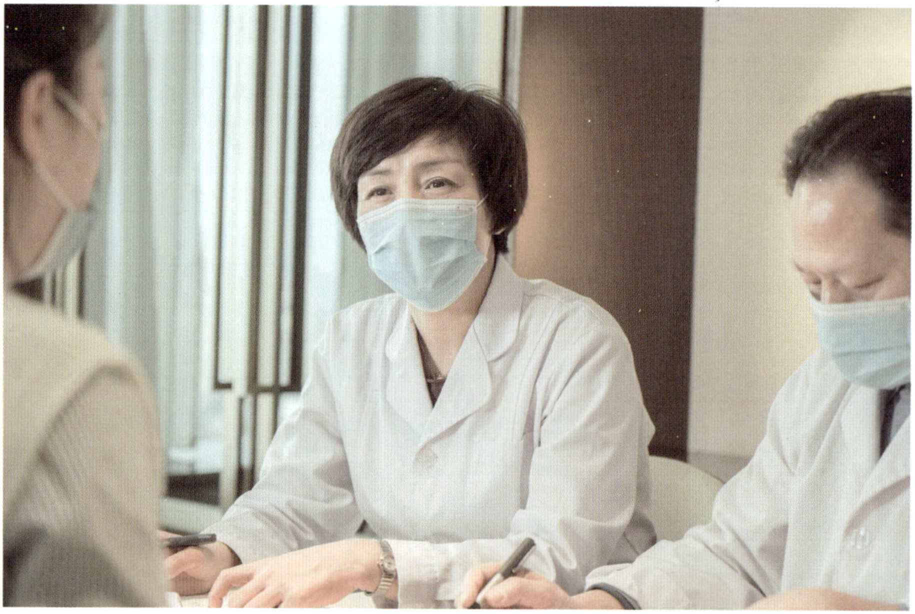

专业不是口号，而是对每一个细节的精益求精

内之事，但却是良知的要求。一个人的良知可以改变一个企业，一个企业的良知足以照亮整个社会。为此，即便我们常常承受着来自客户不理解、不配合的巨大压力，也坚守我们正确的建议。

何况我们所做的，本来就是与未来有关的事。

没有完美的服务？

没有完美，就无限趋近于完美，这是我做人的信条，也是巍阁始终不忘的初心，努力实现的愿景。

做服务行业从来都不是一件简单的事情，我们的产品是服务本身，提供服务的是人，接受服务的也是人，人本身的多变和不可控性让服务这个产品变得非常难以纳入一个制式的评价体系当中。在超市买东西，有生产日期、净含量、配料表，判断商品的价值有很多客观标准，而服务的核心在于用户体验，用户体验的主观性真的太强了。

初入行的时候就总有人跟我说，世界上没有完美的服务，更何况是在受服务的人群的特殊性和服务的专业性约束的月子中心。

道理确实是这个道理，作为商品的服务都是唯结果论的。你去健身房就是要减掉多少公斤的体重，或者让腰围、臀围、大腿围减小几厘米；你来月子中心就会希望自己因为怀孕增长的腰围减回去，在孕期增长的体重也可以降回去，希望得到休息、身体恢复得当，希望宝宝健康，保证母乳喂养。

但服务本身又是非常重视过程的，就像你去餐厅是为了吃饱，但是选择一个环境舒适、服务贴心的餐厅和到路边小摊就是截然不同的体验。在月子中心，你不仅要最终的结果，还希望在这个过程中是放松的、舒适的、愉快的。

拿母乳喂养来举例，很多母亲在母乳喂养的时候都伴有疼痛感，有的是因为乳腺不畅通，有的是因为乳头皲裂。对于我们的开奶师来说，最根本的是肯定她感受的真实性。在坐月子期间，由于激素水平等多方面的影响，妈妈的情绪状态本身就比较敏感和低落，首先要理顺妈妈的情绪问题，然后才能解决母乳的问题。

为了能够更加有效地实现沟通，我们的开奶师专门去学习了心理咨询的课程，甚至考了咨询师执照，以保证自己可以更准确、有效地提供服务、解决问题。因为无论是妈妈的体质、性格、乳房的状况，还是宝宝的状况都各不相同，必须自己去观察、了解，才能找到合适的解决方案。

曾经有一位在母乳喂养问题上相当不配合的妈妈，当我们的开奶师走进房间的时候，她正在经历生理性乳胀，宝宝吮吸也疼，用吸奶器也疼，疼痛、焦虑和压力让她的情绪表现出了很强的对抗性，这个时候该怎么办?

开奶师坐在她旁边，不着急开始疏通乳腺，也不着急长篇累牍地讲道理，而是陪她聊天、喂奶，一个一个地解决问题。经过观察，开奶师发现她在喂过宝宝之后还有35ml母乳，可见产乳量是足够的，但是宝宝的吸食效率很低，经常是吸吮好多下才有一次吞咽。这是因为她乳头的形状不规则，整体长度偏长，根部较细，宝宝的口腔被乳头占了太多空间，没有办法有效吮吸，因此进入到宝宝口腔中的乳汁也是一滴一滴

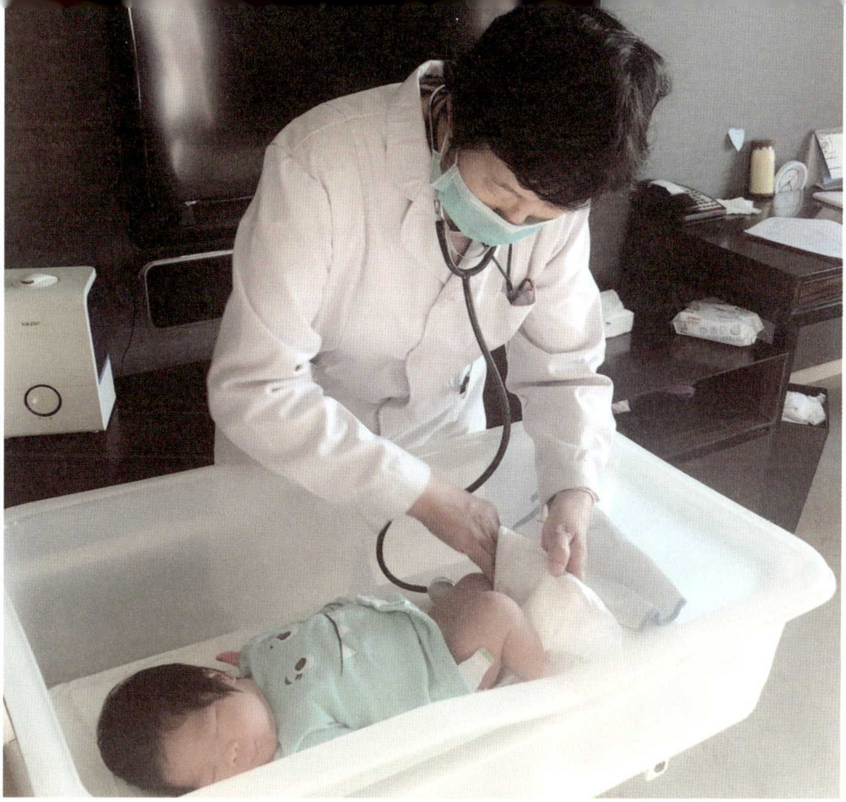

护理人员为新生儿检查身体

的，宝宝吮吸的次数多，而每次吸吮都给乳头一个挤压和摩擦，最终导致的结果是妈妈觉得疼，宝宝也累得慌。

了解了问题所在，妈妈的心情总算放松了下来，开奶师进一步提出：“不如让我来看看你的吸奶器吧？”拿到手里她立即明白了这位妈妈为什么会对喂奶那么抗拒了。吸奶器是一个非常老旧的款式，尺寸也不合适，“哎呀我懂我懂，我当年用的就是这种吸奶器，我也疼！”她的回应把妈妈逗笑了。信任也在交谈、沟通的过程中逐渐建立了起来，妈妈愿意尝试一下新的吸奶器，加上开奶师的疏通手法，之前的问题全都迎刃而解。

说起来好像都是细枝末节的琐碎事情，但对于身在产褥期的妈妈们来说任何细节都至关重要。服务是为了满足她们的需要，解决她们的问题，而需要和问题，正是在这些细节当中徐徐展现。

背负着如此之高的期待，我自然不愿意辜负。没有完美的服务是一个几乎不可改变的客观现实，却并非作为服务提供方的我们可以懈怠的借口。

从细节体现人文关怀

开始做一件事情不难，难得是以不变的初心，一直将一件事情做下去。

这么多年下来，我愈发深刻地意识到这本就是一个需要人间大爱的行业，因为我们所面对的特殊群体，也因为我们一路走来，用无数个 24 小时不间断堆砌成了 15 年。

尤其是当我们的市场越来越开阔，利益的诱惑总会更加直接地摆在面前，保持纯粹好像就变成了更加困难的一件事情。巍阁北京亚运村店有过一位来咨询的客人，她拖着一个老太太们去超市买菜常用的防水布小拖车，敲敲门说我就是来看一看，我们的店长和咨询师一起热情地接待了她。

第二次来的时候，阿姨问了很多问题，都是坐月子期间的细节，还有各种孕期状况该如何调整，都一一得到解答。等她来第四趟的时候就和我们签约了，说她的女儿正在怀孕，生产之后就来我们这里坐月子。后来阿姨来陪女儿坐月子的时候跟我们聊天，说她选中我们，是因为我们自始至终都没有去试探她的家庭背景，只是耐心地跟她沟通，解决她的疑惑，打动她的是我们的细心，更是我们一视同仁的真诚。

这个阿姨说的话我一直都难以忘怀，无论社会多么浮躁，市场有多少问题，真的能够打动别人的，还是你的一颗赤诚之心。

尊重是最基本的，因为母乳喂养有生理、心理多方面不可替代的优势，但碰到体质不适合哺乳的，还是要以母亲为主。最极端的情况是我们曾经护理过一位有家族遗传抑郁症史的妈妈，她在前期见诊的时候并没有说明这个情况，是我们在医院产房陪护的时候医生私下透露的信息，还特别强调说如果她不愿意喂奶，千万不要强求。

这种时候，她的个人感受远比所谓的母乳喂养率重要。我们在给她进行月子餐食谱定制的时候着重安神效果，日常护理也会更加谨慎，并且提前和家人进行了沟通，先让家人尤其是长辈接受她不会进行母乳喂养的事实，后来这位妈妈也很平稳地度过了月子期。

我们现在的孕检都会进行唐氏筛查，一般来说若唐氏筛查不过关，医生都会建议引产，但是当妈妈有宗教信仰，拒绝人工干预的时候，我们也只能在反复衡量风险之后，给宝宝制定更加精细的护理计划。

有一个唐宝刚生下来的时候，皮肤一点弹性都没有，当时他不知道饥饱，也不能自己吮吸母乳，我们就用吸奶器取妈妈的母乳，按着计算量小心地一点点喂，是真的一天到晚一刻都不能松懈。信佛的妈妈在房间里时时诵经，我们只希望宝宝能有一个好一点的人生。

没有人是天生的父母，他们需要教育、需要培养、需要帮助，但爱是一种我们与生俱来的本能。一对父母抱着孩子入住的时候喜笑颜开，我好奇地问他们怎么这么高兴，难道是在医院几天太辛苦，来这里有我们帮忙照顾，终于可以松口气了吗？

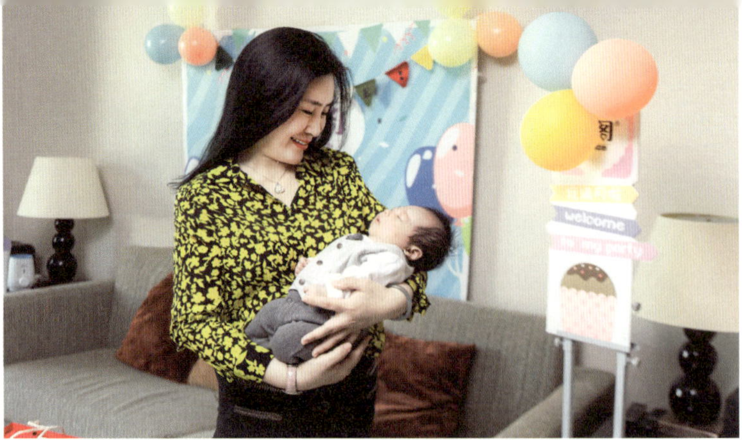

院长妈妈抱着巍宝满眼都是爱

爸爸摇了摇头，他告诉我之前来咨询的时候，咨询师的一句话让他们两个人几乎在一瞬间就下定决心选择巍阁。“她说我们生孩子之前，还想着将来孩子出生了能推多远推多远，但真的等到宝宝出世，肯定一分钟也离不开他。”爸爸一边哄宝宝一边说，“真的，他在医院打针我跟着去，洗澡我跟着去，检查我跟着去，他一分钟不在我眼前我就寝食难安。”

他抬起头看着我说：“幸亏我选的是巍阁，如果是那种集中护理要把宝宝抱出房间照顾的地方，我肯定会疯掉的。”他的眼神、他的笑容，让我觉得自己所有的付出都值得，而这项事业的价值，也在这瞬间得到彰显，那不是成功、不是数字、不是奖章，是切实落到人身心之上的印记。

我也一直在以巍阁和个人的名义支持慈善事业，我们的社会终究是一个闭环，我在自己所能触及的节点做一些力所能及的事情，社会就会一层一层地被它改变，最终形成一个真善美的世界。这也许要花很长的时间，但总要有人承担一点责任，总要有人一直做下去。

我相信我和巍阁，还有很多个 15 年。

药食同源，一脉相承

月子餐的功效是第一位的，但药膳不是药，也可以做到色香味俱全。

没有两片相同的树叶，没有两个相同的妈妈

生活的环境、成长经历、年龄各不相同，气血所需自然也不相同，“定制”的意义就体现在这个过程当中。

17 世纪末，普鲁士王宫里，哲学家莱布尼茨向王室成员们宣扬自己的宇宙观，他说“天地间没有彼此完全相同的东西”。很多人都不相信他的说法，请人去花园中寻找两片相同的叶子，想要借此推翻莱布尼茨，但那些一眼看上去极端相似的树叶，厚薄、大小、叶脉的走向都不相同，反而证实了莱布尼茨的观点。

小小一片树叶是如此，身为地球上最复杂生物的人类当然也不会完全相同。

按照中医理论，我们的体质分为平和质、气虚质、阳虚质、阴虚质、痰湿质、湿热质、气郁质、血瘀质、特禀质九种，其中平和质是最稳定健康的体质，说明先天基础良好，后天调养得当。其他几种体质的人，

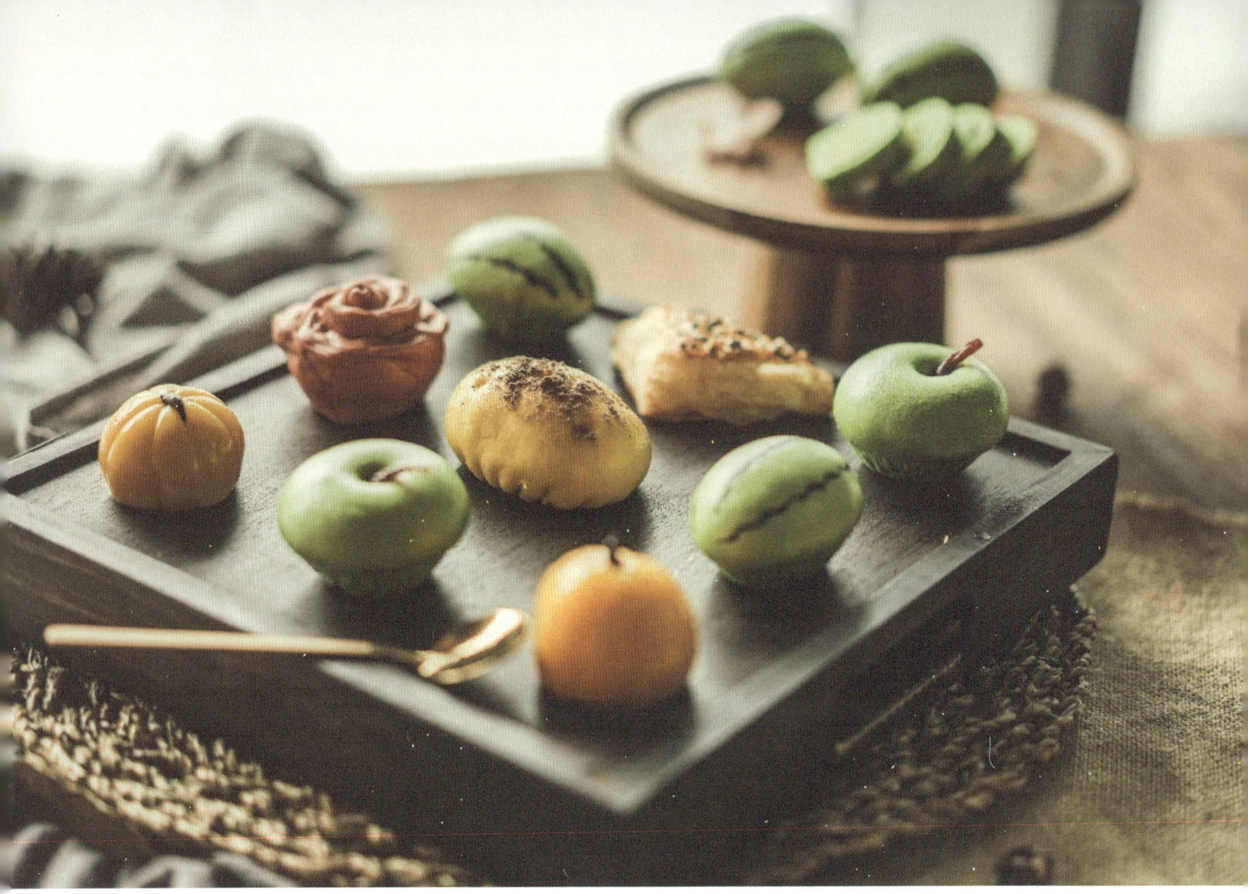

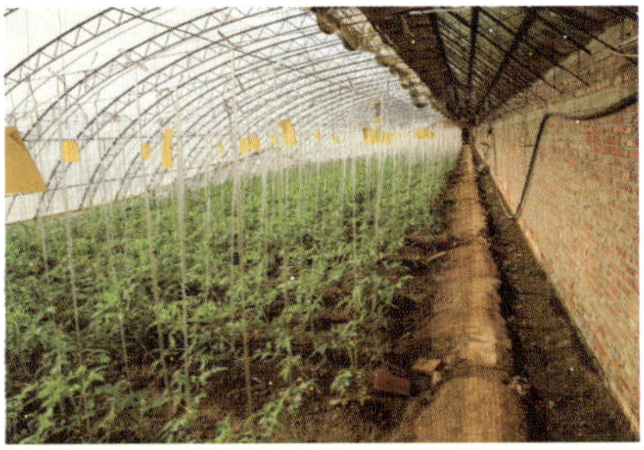

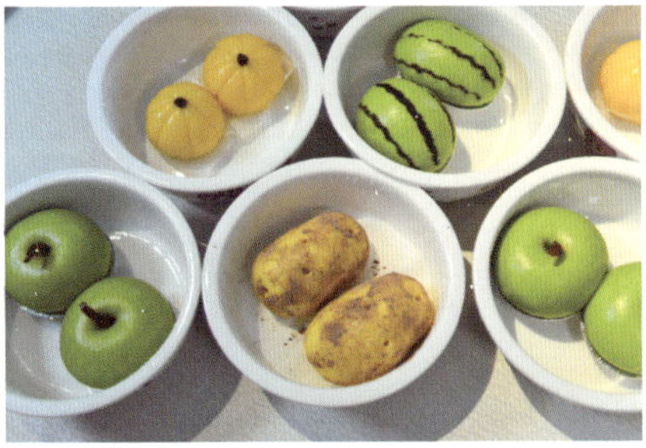

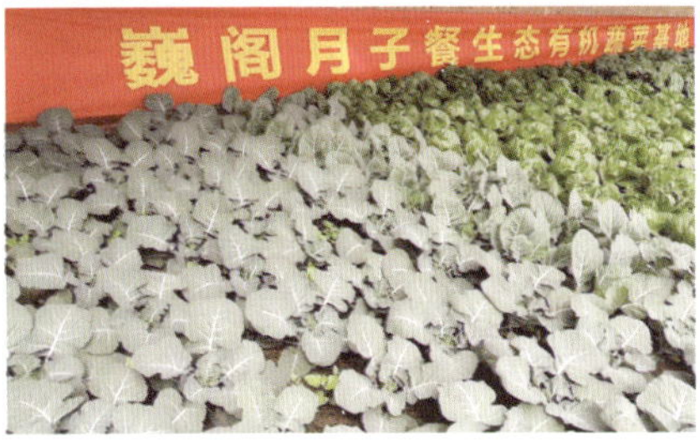

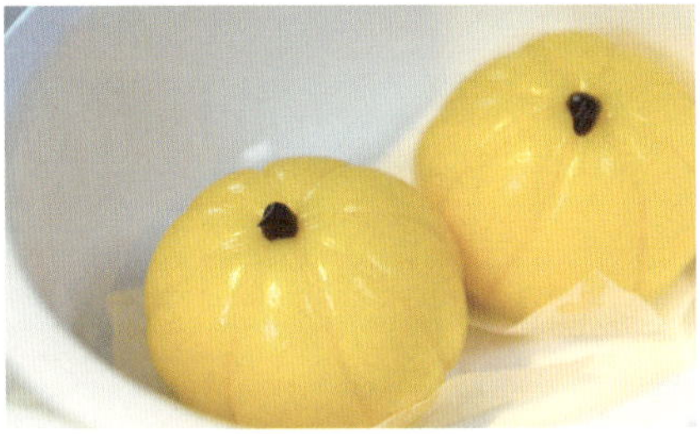

巍阁月子餐生态有机蔬菜基地
及造型可爱的杂粮点心

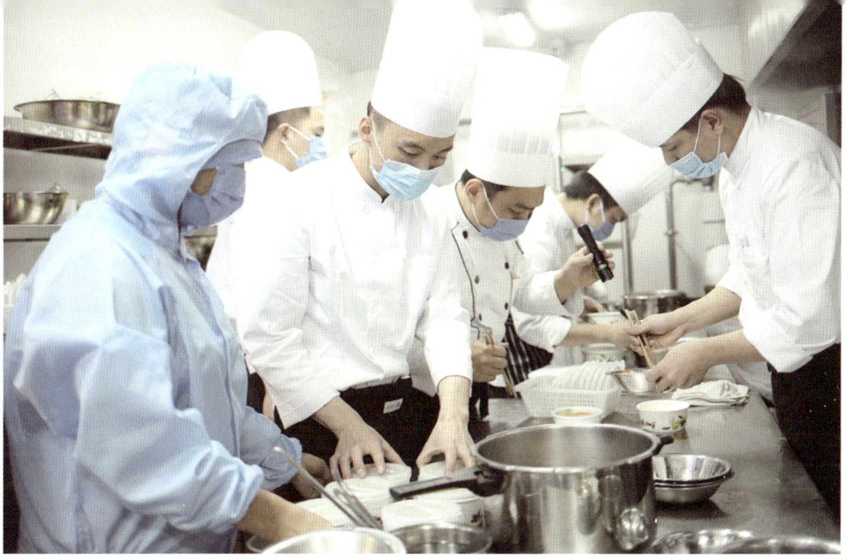

在看不见的后厨，工作人员严格执行卫生标准

都会表现出一些不足以称之为疾病，但有一定问题的特征。

气虚体质的人大多元气不足，疲乏，气短，性格普遍比较内向；

阳虚体质的人畏寒畏冷，手脚发凉，和气虚体质有些相似；

阴虚体质的人不耐暑热，容易失眠，性情好动、活泼、急躁；

血瘀体质的人血行不畅，肤色晦暗，舌质紫黯，容易出现不健康的瘦弱；

痰湿体质的人则形体肥胖，腹部肥满松软，口黏苔腻，是先天遗传和后天缺乏运动共同造成的；

湿热体质有外湿和内湿的区分，外湿是由气候潮湿、涉水淋雨或居室潮湿引起的，内湿是一种病理产物，常与消化功能有关，湿热体质的人面垢油光，口中发苦，容易上火，急躁易怒；

气郁体质经常是由心情不舒畅导致的，长期气郁会导致血循环不畅，易失眠、抑郁、敏感多疑，对健康也有很大的负面影响；

特禀体质是指由于遗传因素和先天因素所造成的特殊状态的体质，主要包括过敏体质、遗传病体质、胎传体质等，这种体质在生理方面的问题比较突出。

中医针对每一种体质都提出了相应的养生、调理方案，我们也通过中医见诊，望闻问切，将准妈妈们的体质作为为她们定制调理方案的基础。虽然每种体质的外在表现都差不多，但我们也不能简单粗暴地认为同一种体质的人就可以使用完全相同的养生策略。

生产之后的妈妈处在一个特殊时期，就好像给身体循环打开了一个通道，她们的体质特性在此时表现得最为突出，想要改善体质、调理身体就必须要抓住这个黄金时期。

发现每一片与众不同的叶子，能够了解自然的精妙；了解每一位妈妈的体质特异性，可以感受到生命的神奇。树叶可以给花园一年四季的美丽，作为母亲的女性则给了一个家打下了坚实稳固又温情脉脉的根基。

在她们的身体和心灵最为脆弱、需要爱、需要呵护、需要关怀和理解的时候，我们在这里。

每一味都有来历，每一口都有意义

中药与食物是同时起源的。《淮南子·修务训》称："神农尝百草之滋味，水泉之甘苦，令民知所避就。当此之时，一日而遇七十毒。"可见神农时代药与食不分，无毒者可就，有毒者当避。中国古代医学家将中药的"四性""五味"理论运用到食物之中，认为每种食物也具有"四性""五味"。

既然药食同源，那么许多食物也是药物，它们之间并无绝对的分界线，所以中医学认为日常吃对食物具有养生治未病的效果。日常饮食除供应身体必需的营养物质外，还会因食物的性能作用或多或少的对身体

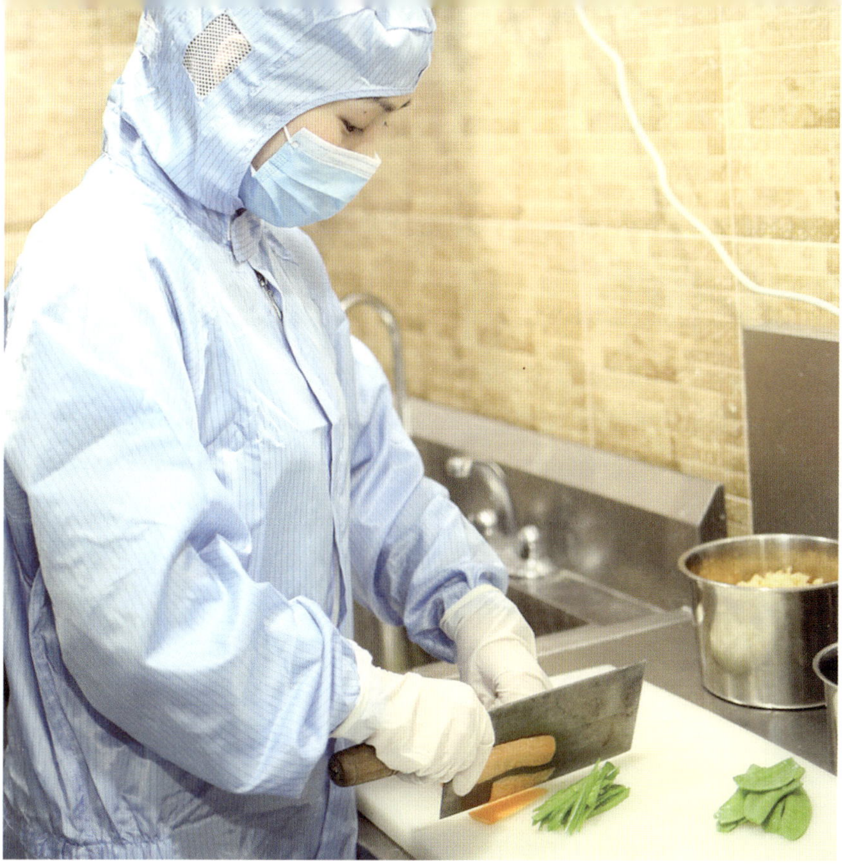
每一个流程都不容马虎，安全卫生是我们的第一要务

平衡和生理功能产生有利或不利的影响。日积月累，从量变到质变，这种影响作用就变得非常明显。正确合理地调配饮食，会起到药物所不能达到的效果。

所以我们的营养学家与中医一同潜心研究月子餐，“寓医于食”，将中国传统医学知识与烹调经验相结合，既将药物作为食物，又将食物赋以药用；既具有营养价值，又可防病治病、强身健体、延年益寿。

与此同时，我们多次向国家烹饪大师、药膳大师等专家前辈求教学习；聘请的总厨，从事营养餐饮数十年，拥有中医世家的背景，把营养膳食、养生理念的研究成果注入巍阁月子餐的开发制定当中，建立了真正行之有效的巍阁产褥期营养餐品体系。

女性产后处于特殊的生理阶段，由于母体分娩时各种营养素的储备都有消耗，产后会大量出汗，会排出恶露，也要损失一部分营养。因此，尽快补充足够的营养素，使产妇气血运行畅通旺盛，对于防治产后病症，帮助产妇早日恢复健康，维持新生儿的生长发育都有十分重要的意义。

月子餐首先要营养均衡，充足的蛋白质、维生素、微量元素和能量才能满足产妇自身和为胎儿哺乳的需求；其次，中医常说“产后百节空”，要让身体恢复到产前的状态，需要根据产妇虚损的程度、类型和季节不同，科学合理地施以饮食调养和饮食治疗，通过补气、补血、补阴、补阳、补充营养素等多种措施，促进身体的恢复。

在中医的理论基础指导下，月子餐不仅能补充产妇所需的各种营养物质，还能调理气血，平衡阴阳，提高免疫力，增加抗病力，预防产后疾病的发生。与此同时，因为哺乳期的宝宝所需的营养都来自母乳，高质量的母乳来自产妇高质量的饮食，科学合理的饮食调养既可促进乳汁分泌，又能提高乳汁质量，中医药饮食疗法在调节乳汁分泌方面更有独特而神奇的效果。

台湾的月子中心通常采用集中护理的模式，台湾的月子餐也是前往统一的月子餐公司采购，虽然都是遵循先排后补的大原则，但它适应的还是大多数产妇在这个时期的基本需求，不够精准，没有针对性。就算是双胞胎也会有体质差别，同一个人两次怀孕生产需求也会有所变化，不可能让所有人都按照统一的方法来进行调养。

因此我们在和中医沟通交流的过程中，逐渐将九种体质的理论引入我们的餐食体系当中，将体质作为制定膳食调养方案的基础，果然事半功倍。

就像将人看作自然界的组成部分，顺时顺势才能将调理的效果发挥到最大，我们食材的选择也要顺应自然的规律。其一是应时应季，拿水果来说，现在是葡萄的产季就要多吃葡萄，现在是蓝莓的产季就要多吃蓝莓。另外我们还在长时间试验之后，开发了水果餐，在保证营养供应的同时，避免了生食水果普遍都是寒性的问题。

而应时的另一个表现，是我们要在食材最好的时间来吃它。秋葵要选 5—5.5 公分的，太长或者太短都不行；番茄要选自然熟成的。所有的食材进入后厨之后，都有非常严格的操作流程，清洗、分类、烹饪、装盘，送餐。

其二在于自然，现在我们生活在城市当中，污染问题相当严重，所以在身体机能尤其敏感的坐月子期间，我们必须尽可能地减小污染的影响，选择有机、无公害的食材。

一个月 30 天，600 多顿饭，几乎没有重复，背后是一群人一丝不苟的努力。

月子有三宝

月子有三宝：黑麻油、月子米酒、老姜。

中国的第一本医书《神农本草经》里就记载过黑芝麻的功效："补五内，益气力，长肌肉，填髓脑。久服，轻身不老。"古书中还有"服

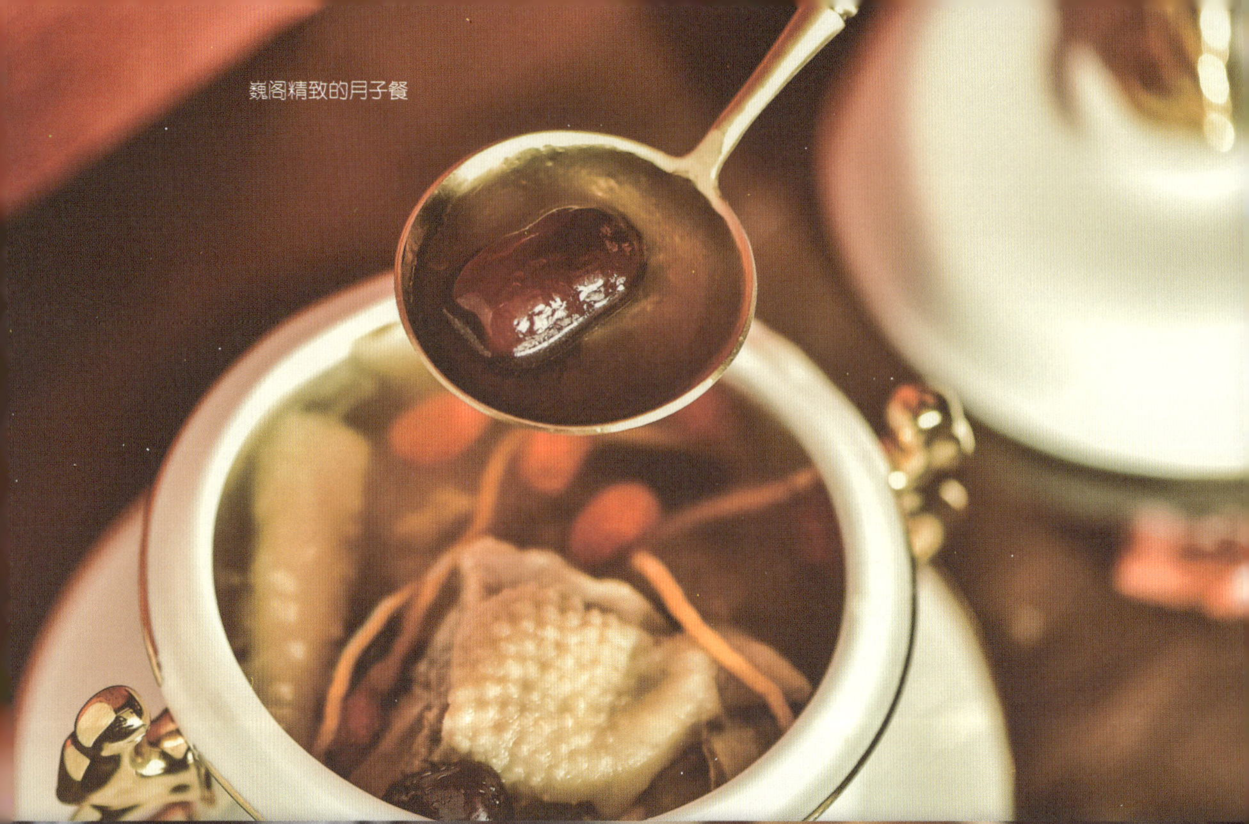

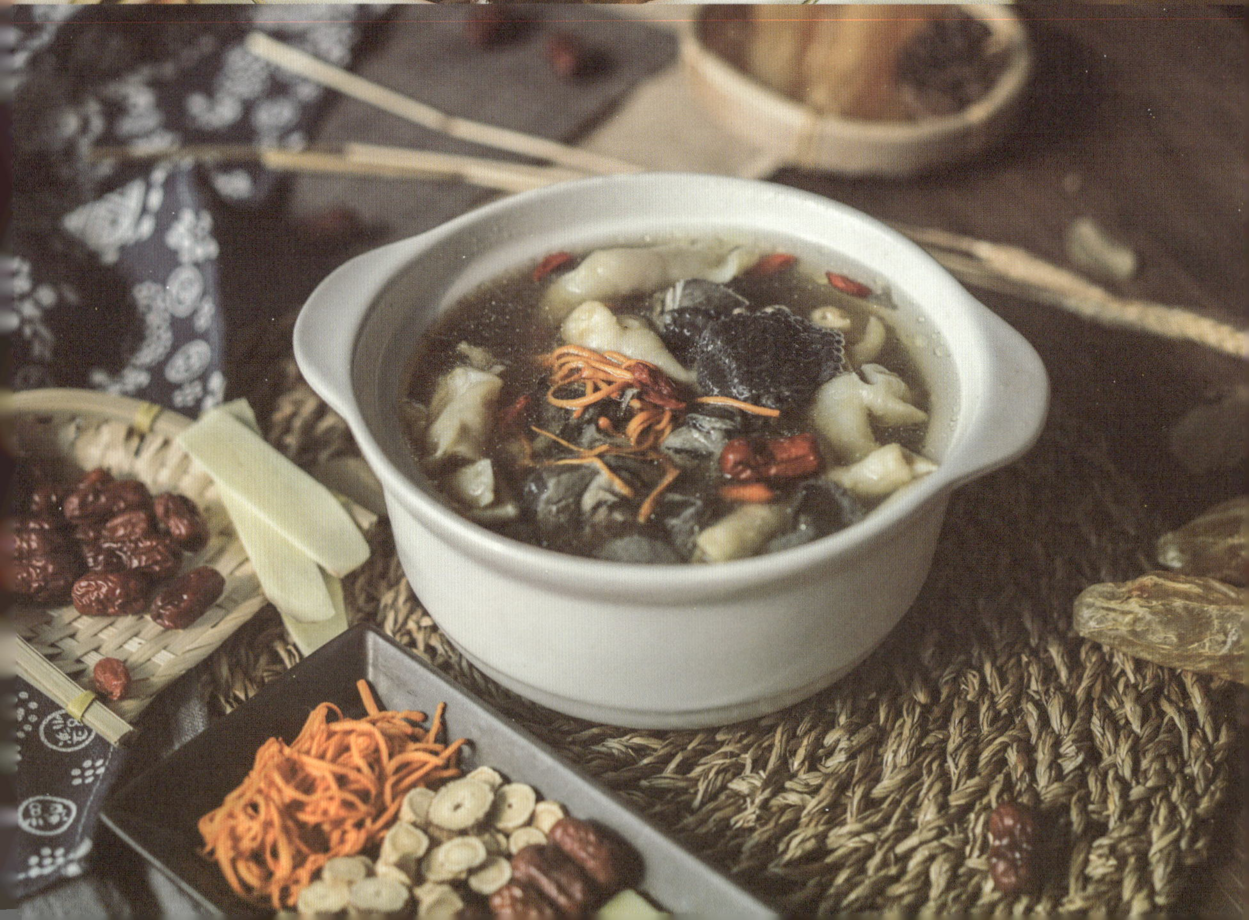

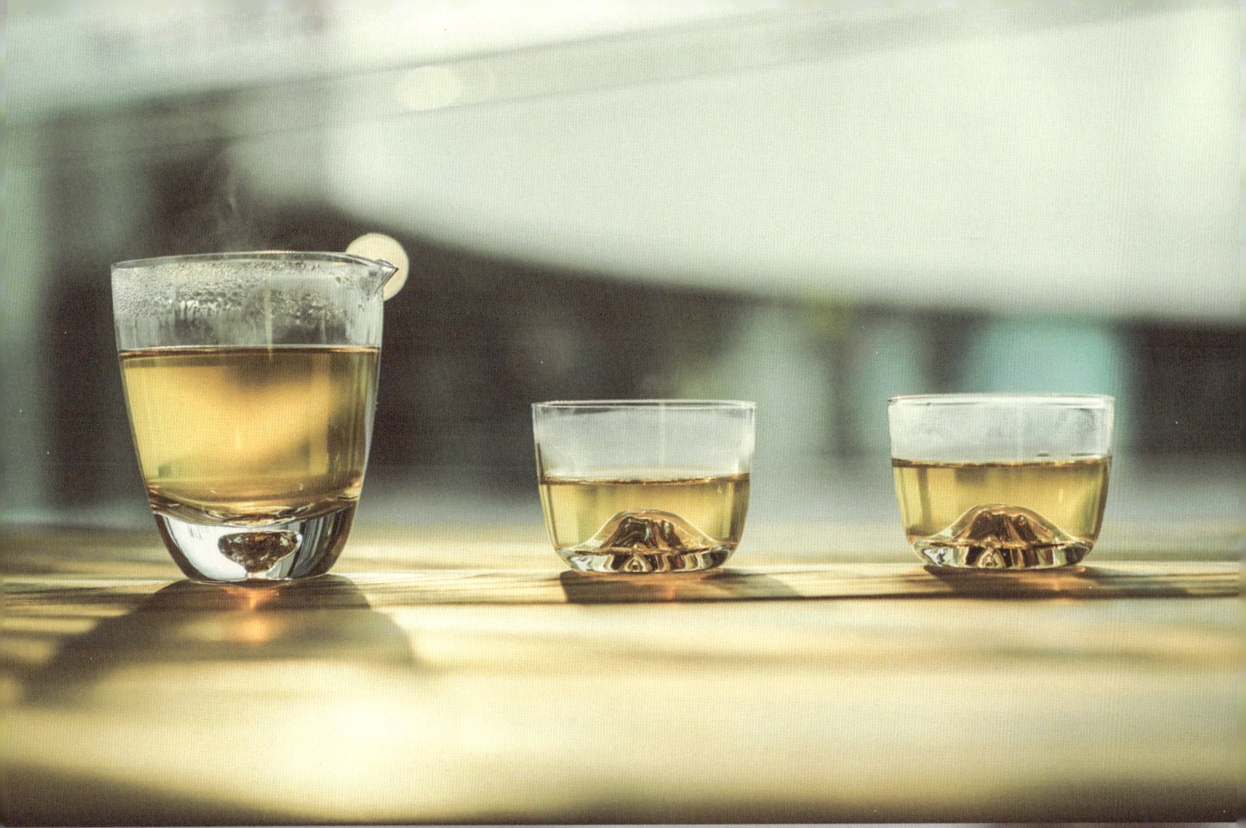

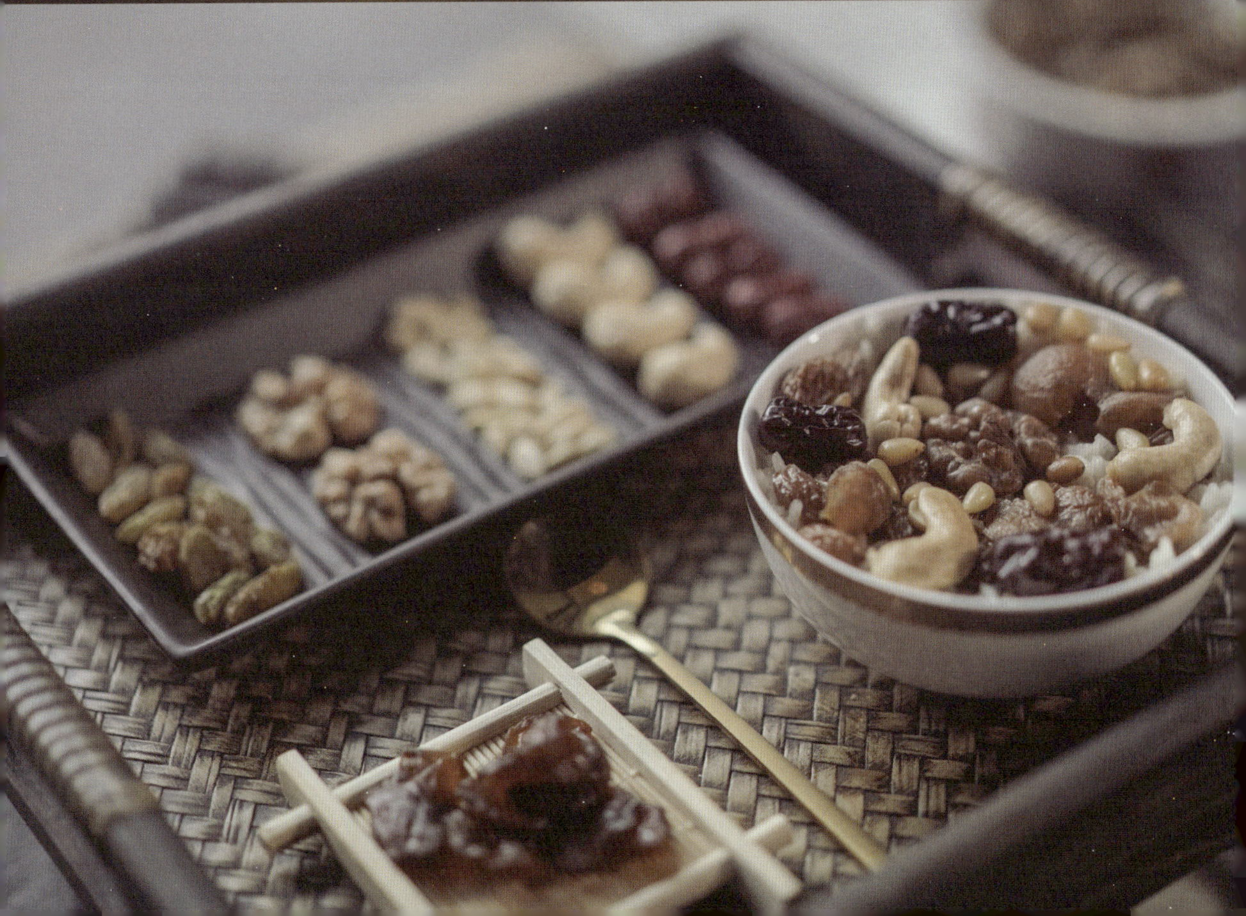

（黑芝麻）至百日，能除一切痼疾。一年身面光泽不饥，二年白发返黑，三年齿落更生”的记载。近代的科学研究也表明了黑芝麻中富含的锌、铁、锰可以控制血压，不饱和脂肪酸能够稳定血糖，脂溶性抗氧化剂可以疏通血管，硒可以防癌抗癌。而《黄帝内经》中说黑色入肾，黑芝麻一年四季都有润养脾胃的功效，加上芝麻本身性甘温，非常适合用来做产后初期调节。

我们日常所需的大多数蔬菜都是寒性的，月子期间最忌寒气，因此老姜就显得至关重要，而且要用带皮老姜，排湿祛寒。

至于月子米酒则是将古法发酵的米酒蒸馏之后，代替水来烹饪菜肴、制作汤饮。一日三餐从早上开始就提起体内的温热之气，配合饮食、日光照射，就像蒸馏一样，在体内外创造一个通畅的循环环境。

月子三宝仅从食材来说都不是多么罕见的东西，所以品质的差别才更加明显。我千挑万选，最终选择了台湾古法提炼的黑芝麻油。和现在压榨合成的油不同，只一小盅就满屋飘香，很多经常跟我们合作的酒店大厨，对这一味食材也赞不绝口。

芝麻油的使用方法也很有讲究。拿炖汤举例，坐月子期间每种调味料的每日摄入量都有严格的规定，油脂和盐分尤其不能过量，但是为了吊出汤品的滋味和食材的营养成分，我们会在炖汤的过程中放足麻油，让黑芝麻的营养成分充分渗透到汤里，等到炖好之后再悉数撇出。之前总有人问我们的厨师汤为什么这么鲜美，他们回家拿一样的材料为什么总也炖不出来，其实秘诀就在这个没有让你看见的麻油里。

汤品和养生饮是我们的膳食餐单里非常重要的部分，炖汤和制作养生饮用的都是米酒露，这些米酒露采用手工工艺酿造，也是从台湾千里迢迢运来的。真的找到这一味食材，才知道什么叫酒香不怕巷子深。

月子三宝是我们从台湾继承过来的，但这个继承自然也不是一帆风顺，经历了很多的试错和曲折。按照台湾的理论，给产妇制作养生饮和汤品、食物时，所用的米酒先蒸馏挥发掉四分之三，用剩下的米酒露代替水来熬制。刚生产完的女人需要排汗，通过汗腺来排出身体中的废物，加上哺乳期气血亏虚，每天需要喝至少 3500ml 的水，所以产后初期的餐单是需要全天饮用养生饮的。但是有一位客户没几天就开始上火，口唇附近起了燎泡，客人说我不喝你们的养生饮也没什么问题，怎么一喝就上火了？于是我们只好将她养生饮中的米酒露去掉，上火没几天就好了。经过这件事，我们的营养师就意识到即便是体质相同，在这里也不能全然照搬台湾的理论方法。自此，我们开始了一段相当长时间的试验、纠错过程。

我们请中医来为员工诊断体质，发动大家一起来试餐，观察记录大家吃完之后的感受、变化，一点一点地积累经验。我们的营养总监出差时，总会和各地的酒店行政总厨交流。在我们的概念里，月子餐的功效是第一位的，但药膳不是药，也可以做到色香味俱全。在休养、调理的过程中，我们的味觉其实也经历了一次休憩，没有大鱼大肉、重油重盐的压迫，反而更能品出食物原本的滋味，就像小朋友对于味道更加敏感，经过这一次休养，我们也可以重新体会到食物本身的美妙。

先排后补，五色养五脏

人生活在天地之间，在自然界当中，是整个物质世界的组成部分，我们也以各种形式展现着和自然的联结。中医养生理论中，根据阴阳五

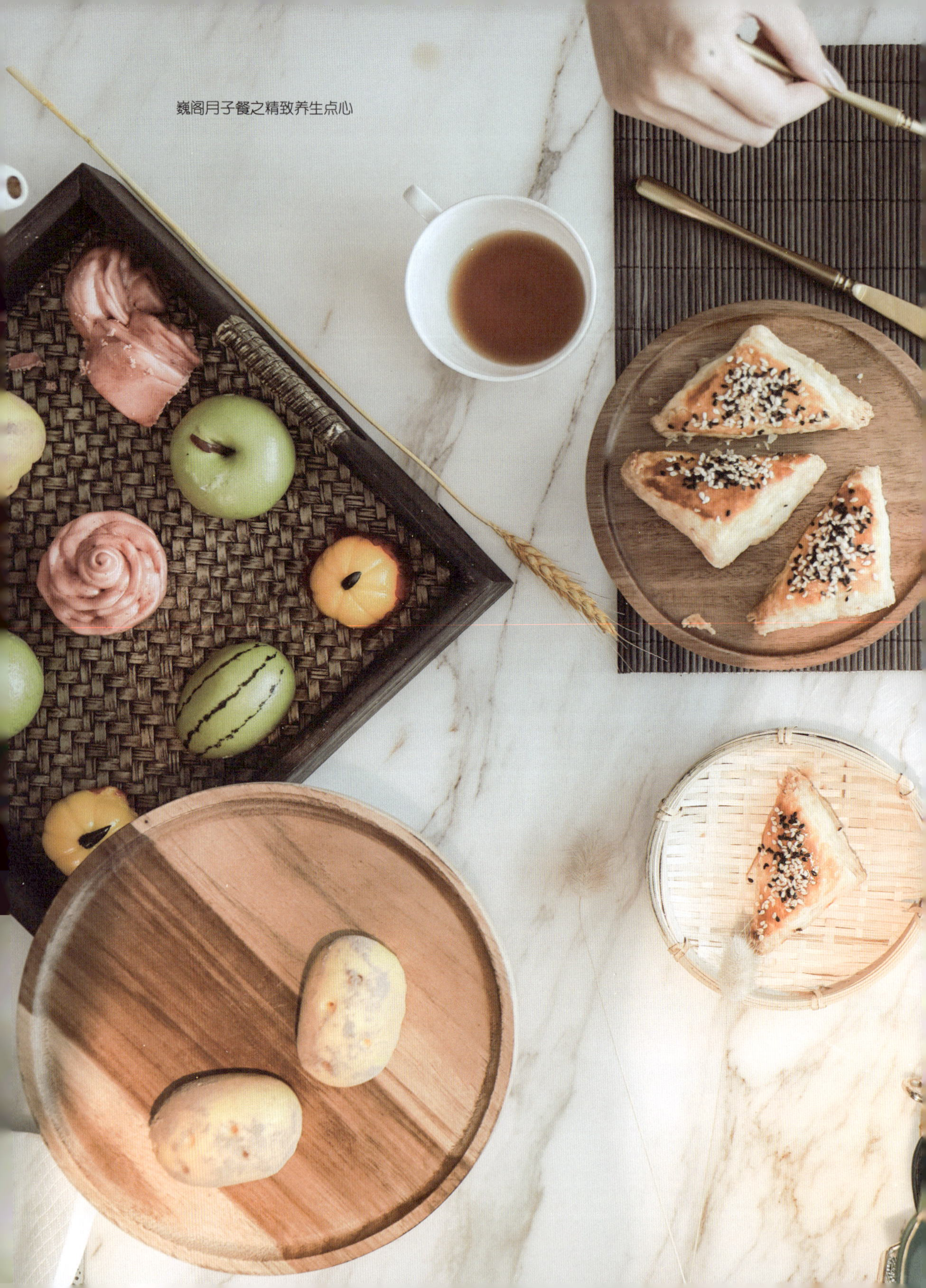

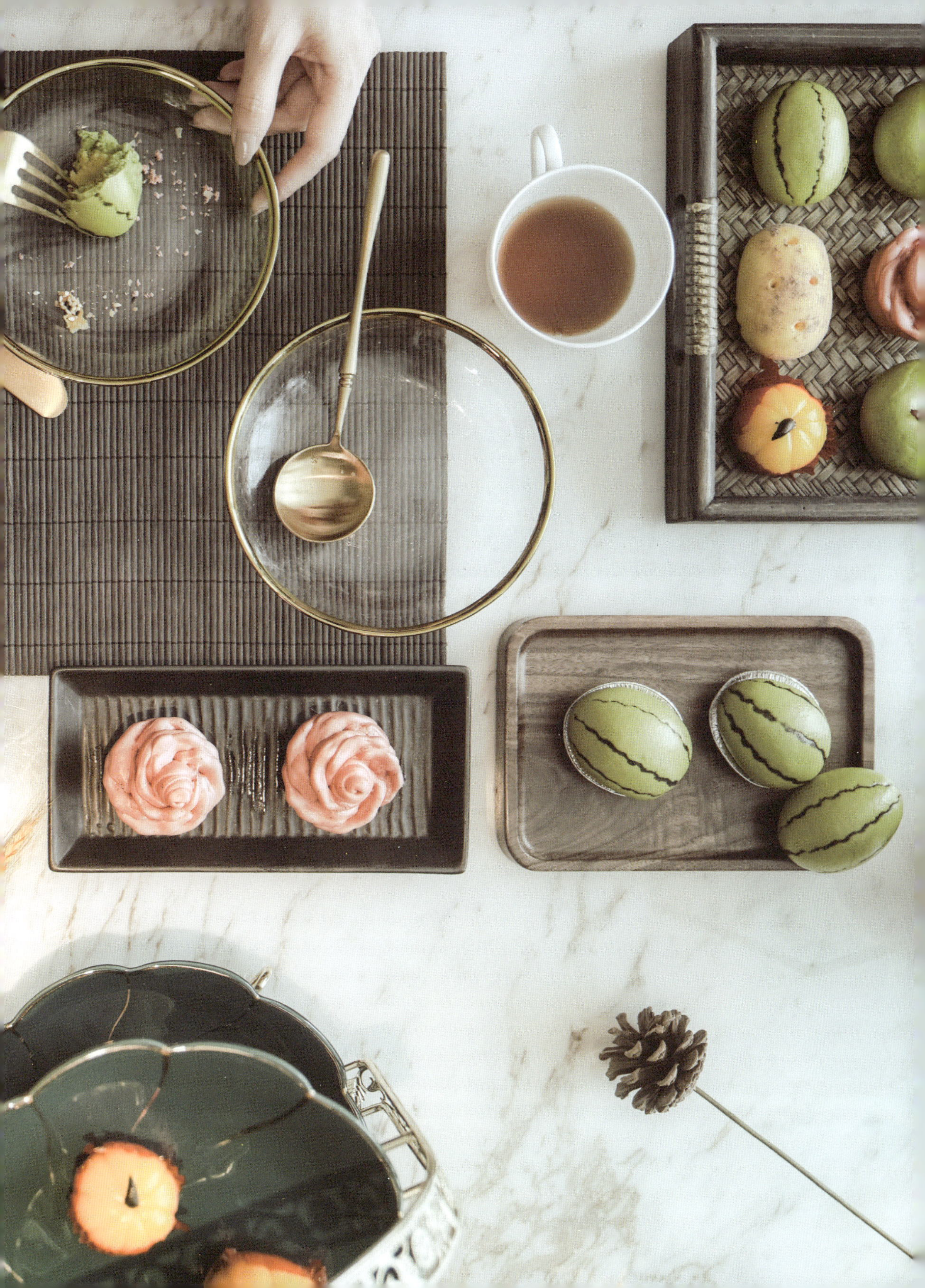

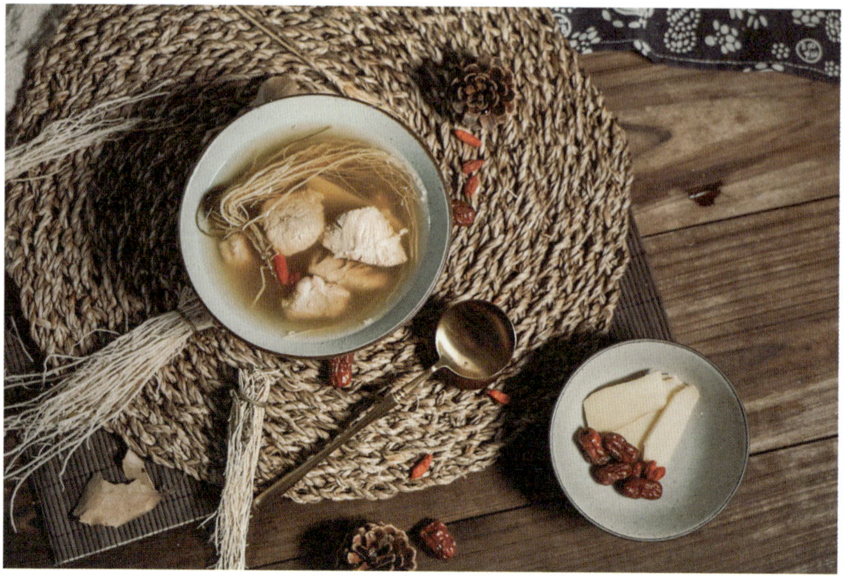

臻品养肝汤

行学说，把自然界五味、五色与众多的食物属性联系起来。《黄帝内经》中也说：绿色养肝、红色补心、黄色益脾胃、白色润肺，黑色补肾。

即便是在西方也有句俗语叫“人如其食（You are what you eat）”，一个人的饮食是可以反映他的生活习惯和性格的。

我们一位客人生产完足有 204 斤，来的时候湿热体质明显，舌苔厚腻。她怀孕的时候在家里吃的都是人参、燕窝，刚来的几天，说我们这里的餐饮太过清淡，没有味道，她根本吃不下去，营养师和中医轮番上阵劝了好久，她才勉强答应遵从我们的排餐。

结果一周不到，她脸颊轮廓明显了很多，双下巴都小了，到第三周舌态都健康了很多。因为我们产后必喝生化汤，但是生化汤的全方其实是很少用的，只有个别产妇需要用全方生化汤来化瘀，她就是典型的案例，她瘀在肝区，肝主血，喝全方生化汤效果非常显著。

现代人的体重和体态其实和饮食习惯有很大的关系。我们的日常摄入膳食宝塔当中，最底层是五谷杂粮，上一层是蔬菜蔬果，再向上依次是肉禽蛋、奶制品和油盐。现在大家的生活水平很好，肉吃得尤其多，鱼生火，肉生痰，大鱼大肉吃多了，自然会多瘀多痰。所以我们要做的就是以排为主，循序渐进地补，产妇的体重自然降得快，体态也变化明显。

作为护理机构，我们要做的就是让女人在坐月子这个特殊时期，将每一个细胞每一个毛孔中的废物排出去，重塑健康和美丽。有些产妇肚

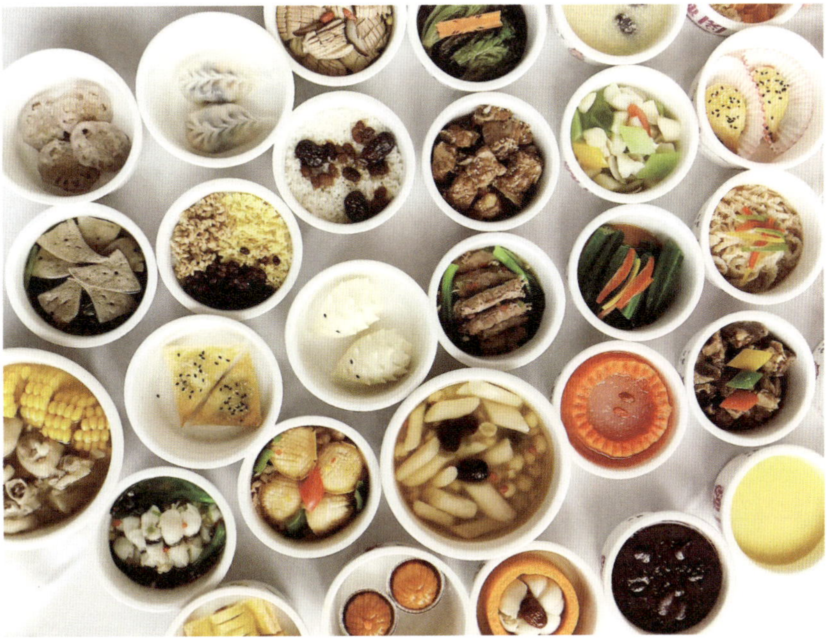

巍阁精致的月子餐

子松弛，锻炼也无法恢复，是因为气泄，气提不上来也固不住，自然整个人都呈现一种松弛、下坠的状态，肚子只是一个体现。因此产褥期恢复的重点是健脾、补气。

中医所说的脾并不是脾脏这个器官，而是整个消化系统。脾主运化，我们吃的这些精微之物，从胃到小肠，经过化学反应把精微之物提纯，接下来就靠脾输送往全身各个部位，也需要它将废物推动到大肠、直肠排出。这个过程是非常重要的。

猪肝汤有解郁安神的功效，可以提升产妇的睡眠质量。在坐月子期间睡补比食补更重要，所以安神助眠是非常重要的，但是这碗汤喝下去了并不一定有效，因为我们很多毒素、废物堆积的身体会设下重重阻碍，所以必须要先清理阻碍，把废物全部排出，有了通畅的通道，才可能让猪肝汤里的营养成分见效。这也是我们的月子餐当中杂粮和蔬菜的比例相当高的原因。杂粮中富含 B 族维生素，B 族维生素是肝脏的润滑油，肝脏是我们的身体排毒的主要器官，只有肝脏没有负担、有效工作，才能有效地实现排毒的目标。而蔬菜是辅助蛋白质消化吸收的，另外蔬菜本身有清热解毒的功效，就像我们感冒发烧的时候，医生总会告诉我们要清淡饮食，但医生不是营养师，他给出的是一个纲领性的意见，营养师是可以将它落实在一日三餐中的。

巍阁的营养总监也是我们的联合创始人。10 多年下来了，她还是在兢兢业业地记录每一位客户的体质状况，为她们手写一份专属餐单，即便是在尚未入住的孕期也是如此。这对于宝妈在怀孕期间将体重增长控制在一个合理范围是很有意义的。

当然也不是每个人都这么听话。有个孕期来见诊的妈妈，体重增

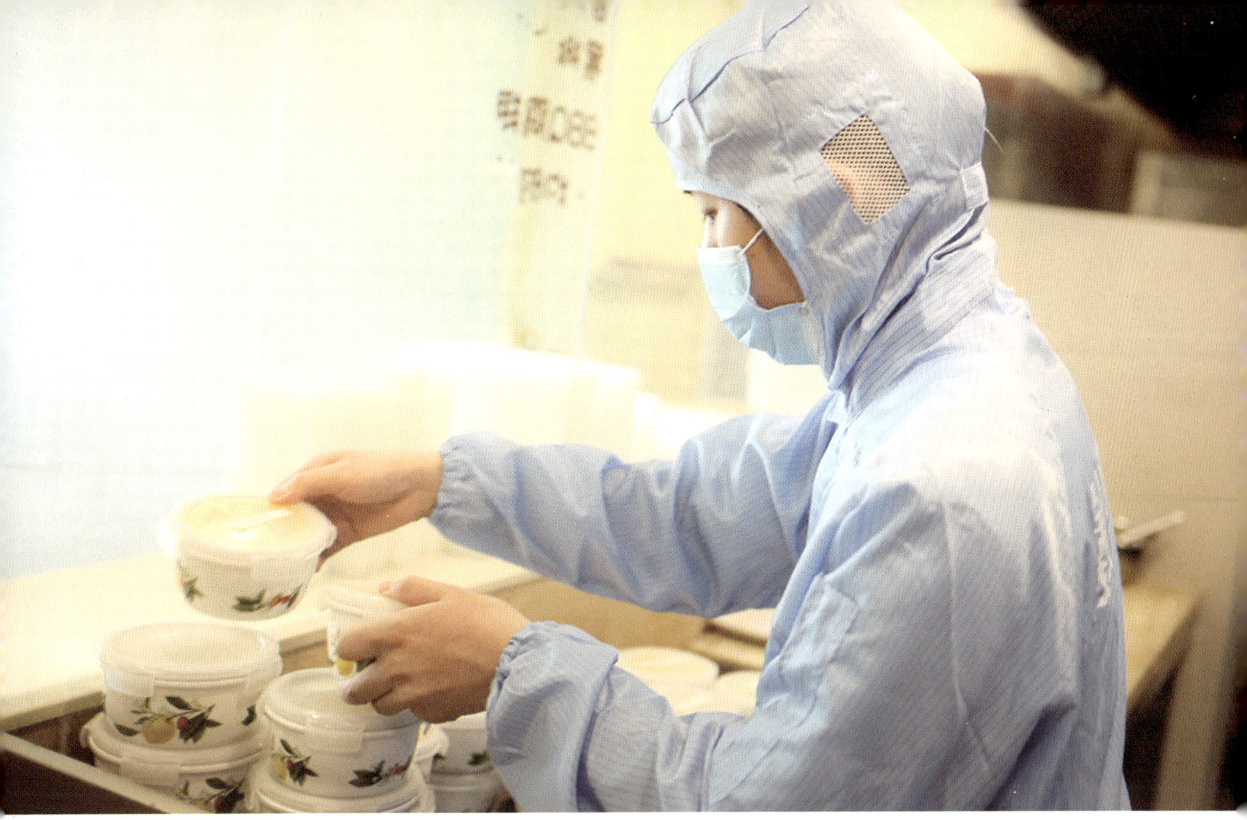

刚烹饪完成的月子餐，就要送到妈妈们的餐桌上啦

长了 40 多斤，营养师说，看你的气色就知道你没有按照我们制定的食谱进餐，她颇为不满地说，你们餐单上的肉都不够她塞牙缝的。她说来之前的中午吃了一条鲈鱼、半碗牛肉，这差不多是我们餐单上两天的肉量了！

尤其是现在很多人都有国外生活的经历，饮食习惯也非常西化，肉类占比过高，不愿意接受蔬菜，所以适应月子餐对她们来说显得更艰难。还有从艰苦环境中走过来的长辈，坚持认为大鱼大肉就是好，认为坐月子就要大量进补，这都是我们时常要面对的偏见和错误观念。

体重增长太多，或者体脂率下降太快，不但会让产后恢复变得更加困难，其实对于生产的过程来说也是有百害而无一利的。母亲之所以为母亲，就是因为在这个生产的过程当中，你不得不为了下一代的

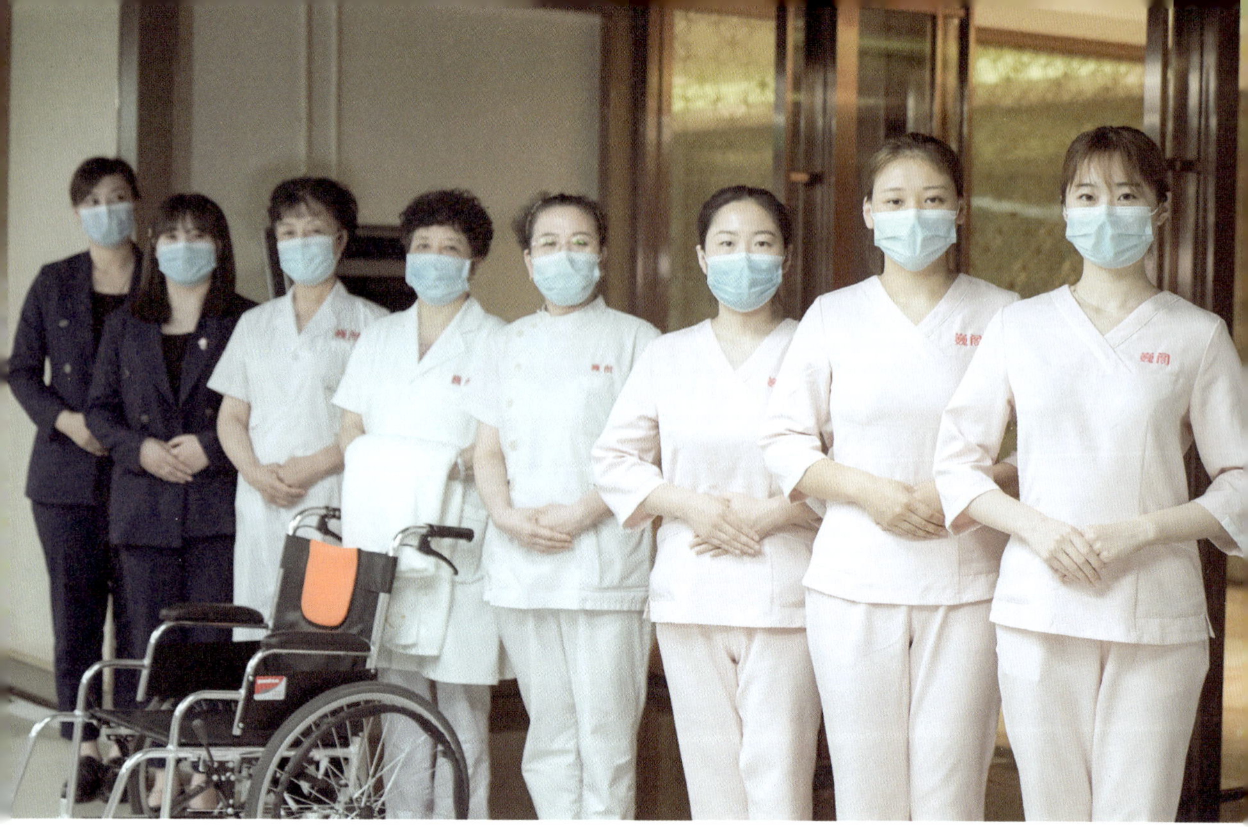

护理团队正在等待客户的到来

降生而奉献、牺牲，如果连口腹之欲都无法舍弃，那么又该如何彰显母爱的光芒？

西医的营养理念不是不好，但它注重的是单一营养元素的摄取量，而没有考虑到整体如何发挥功效。比如说有个产妇有非常严重的痔疮问题，因为怀孕后期负压大，加上吃的食物不洁无度，人参、燕窝、阿胶轮番上阵，我们反复叮咛千万不要喝鱼汤，不要喝浓汤，她也不听，认为这些食物吃了下奶。殊不知尚未生育过的女性，乳腺管细得像头发丝一样，盲目下奶会导致乳腺堵塞，疼起来别说喂奶，正常生活都受影响。

孕期痔疮不能做手术，我们就从食疗开始入手，先清火排瘀。结果家里人拎着猪脚姜、米酒来看她时，发现午餐居然是全素的，当场暴跳如雷。但是后来我们调整了养生饮和餐食，并配合外洗，她的痔疮很快就有所改善。我们调养理念的核心是从内而外重建健康系统，阻力自然很多，但是当妈妈和家人看得到效果的时候，自然就没有了最初的抵触情绪。

时常说妈妈怀胎十月、孕育生命是一种大爱，我们承担起她们产褥期的护理，又何尝不是另一种人间大爱呢?

关乎一生的一件小事

如果说要在中医和我们的日常生活中架起一座桥梁，秉持着药食同源理念的营养餐显然是最佳的选择。

有很多客户在产褥期结束、离开了巍阁之后还会继续订购我们的月子餐，甚至有熟识的客户直接提走了麻油和米酒。都说民以食为天，吃对于走到哪里都要先开餐馆的中国人来说，是一件贯穿一生、既微小又关系重大的事情。

尤其是这些在巍阁住了一个多月、体验过月子餐神奇效果的妈妈们，她们经过清理、重建的脾胃已经习惯了这种健康养生的饮食方式，回到家庭生活反而觉得油盐成了负担，时不时就会联系我们，说想回来吃顿饭，天天在外面吃，体重都涨了好几斤。

体重只是个数字，但体重的确是健康的部分体现，包括睡眠状况、精力、体能都和我们的饮食息息相关，于是我们逐渐地把月子餐推及产褥期之外。对于女人来说，产褥期是一个阶段的起点，但养生或者说润养生命是一辈子的事情。

我自己的体质就是女性比较典型的体寒体质，经常手脚冰凉，也总是吃不了生食冷食，生理期的时候觉得怀里好像揣了一块冰。我从很早之前就开始吃巍阁的月子餐，现在这种状况就减轻了很多。我有些朋友经常出国出差，没有办法随身携带这么多的食材和调味料，干脆把我们按照药食同源理论开给他们的养生饮材料打碎成粉，放在行李箱里带走。

我们未来的规划，是将我们餐食定制的概念推广到一个更大的范围。婴幼儿期有适合他们的佐餐，成长迅速的少儿有他们需要的营养结构，青春期有需要补充的元素，男性和女性、不同年龄段、不同体质都有差别。

它不是盲目追求某种营养成分的摄入量，不是为了减肥粗暴地剔除淀粉或者糖分，而是从一个科学的、整体的观念去理解饮食这件事情，将我们中华民族传承了几千年的文明，落实到眼前的一餐一饭上去。

过去的十多年，我和巍阁的团队倾心竭力为产褥期的女性重塑健康，现在我们正在将健康作为一份礼物，送到更多人手上。

代替世界给宝宝第一个拥抱

这些宝宝在父母的爱中诞生，占尽了天时地利，我们在他们生命的最初，做到人和。

凡巍宝，必圆头

资料显示，中国汉族人一半以上属于超阔面型，其中女性为57.4%，超三成的中国人属于阔面型，其中男性占35.7%，这种面相和民间“睡扁头”的习惯脱不开干系。这种习俗最早发现在距今五六千年的大汶口文化当中。西夏侯墓出土的人骨，女性100%都是扁头，男性扁头多达80%。《后汉书·东夷列传》里就有记载：“儿生欲令其头扁，皆押之以石。”陈寿的《三国志》也提到了这个习俗：“儿生，便以石压其头，欲其扁，今辰韩人皆扁头。”

这种习俗的产生，主要还是因为传统的审美推崇“天庭饱满、地阁方圆”。古人认为这种平阔的面部有“官相”，便在婴儿颅骨还没有成型的时候让他们平躺在硬枕头上，通过人工干预让后脑勺长成扁平的形状，这样头两侧太阳穴的部位突出，眉间和印堂也会跟着向前，长成所谓的“英雄相”。

时至今日，睡扁头的习俗在我国很多地方还是相当盛行。

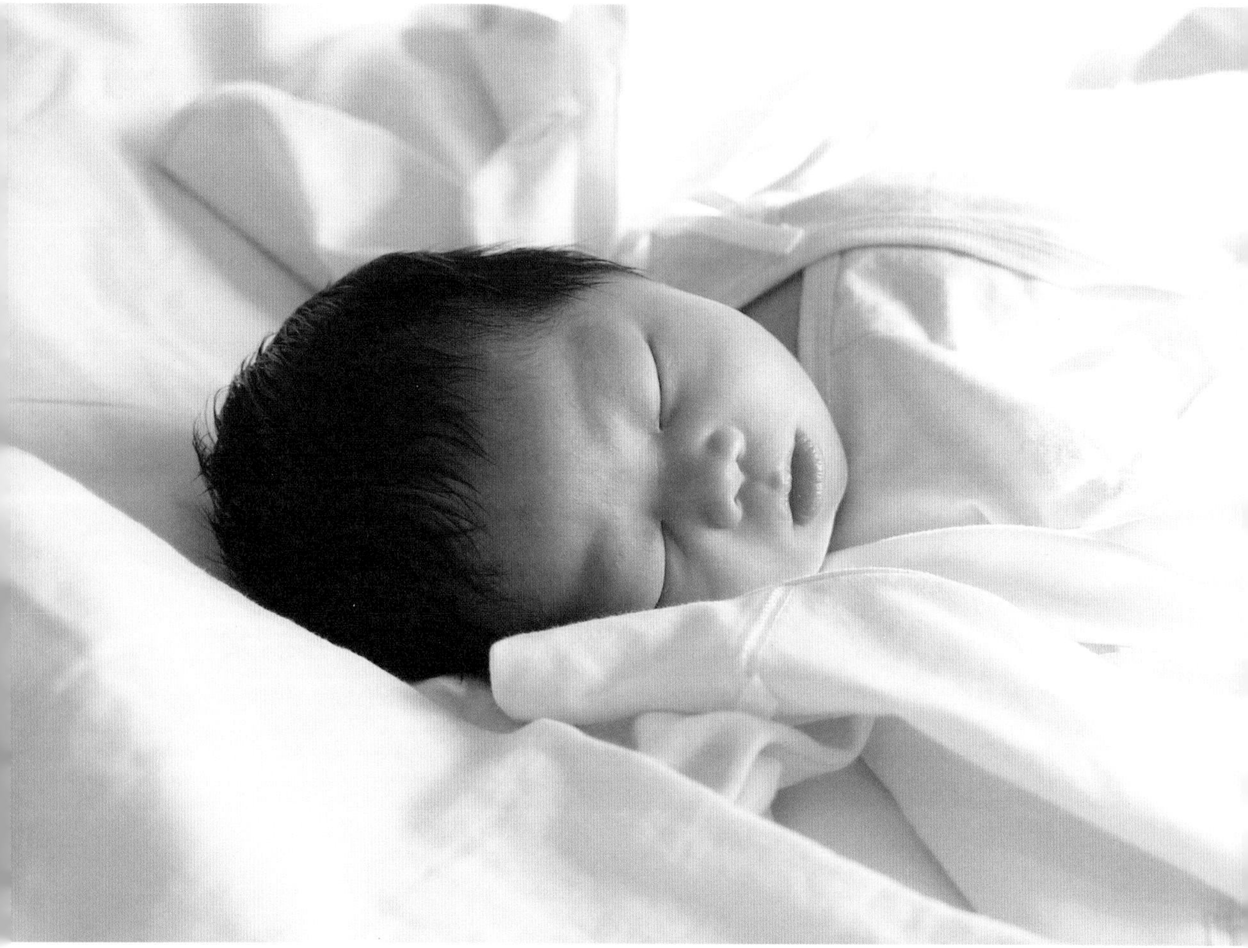

巍阁宝宝谁见了都夸漂亮，坚持睡圆头功不可没

和外国人比起来，我们头围差不了多少，脸却足足大了一圈，究其根本都是睡扁头的习俗造成的。美观尚在其次，扁头，尤其是这种通过外力改变造成的扁头，其实是婴儿头骨发生的扁平畸形，严重的话会造成“扁头综合征”，不仅影响外观，还可能导致婴幼儿的视神经发育不平衡及头部两侧肌肉组织发育不平衡，甚至危害智力的正常

发育。毕竟颅骨包裹着大脑，而在生长阶段就通过外力影响头骨的自由生长，会间接影响大脑的成长空间，这对宝宝一生造成的影响才是真的不可估量。

巍阁一向以弘扬中国传统文化为己任，但对于传统文化中不符合科学常识的糟粕部分，也要主动剔除，睡扁头就是其中很重要的一项。

刚出生的宝宝颅骨还未闭合，十分柔软，头部正在快速生长，这个时候枕头的选择，抱着喂奶的姿势和睡姿都会对他的颅骨定型产生极大的影响。3 个月之前的婴儿不建议用枕头，因为经常仰睡的宝宝很容易变成扁头。半岁之前的婴儿是不会自己翻身的，所以宝宝睡着之后，要人工帮他定时更换睡姿。我们也鼓励月份稍大的宝宝趴着玩，这样不但有利于头型的自然恢复，还能够锻炼颈部、背部和手部的肌肉力量。喂奶的时候也要左右乳房交替进行，这样既不会让宝宝保持同一个姿势同一个方向太长时间，也避免了妈妈因为哺乳出现乳房不对称的问题。

而且根据我们十多年来的观察和早教课的表现来看，这些小朋友们也都聪明伶俐，虽然不能用语言自我表达，但是学习能力、情绪感知等几个指标都表现得很优秀。有个特别聪明的小姑娘一直让我印象深刻，她家里有两个哥哥，一个七岁一个五岁，正是好动又好奇的年纪，特别喜欢逗自己小妹妹玩。这个刚刚满月的小姑娘发现只要自己睡着了哥哥就不会来打扰，总是在哥哥围在自己身边的时候紧闭着眼睛作出一副睡熟了的样子，等到哥哥离开房间，立即睁开眼睛，溜圆的黑眼珠骨碌碌转，机灵得不得了。

前段时间帮宝宝和妈妈们拍照，有个小家伙镜头感尤其好，你朝他举起相机，他就立刻转过来，眉眼弯弯笑得好不灿烂，逗乐了一整个摄影棚的大人。

这些漂亮又聪明的宝宝，怎么可能不被生活善待。

专业远比经验重要

新生儿期是指胎儿娩出母体并自脐带结扎起，至出生后满28天的这一段时间，这是婴儿脱离母体开始适应外部世界的重要阶段。新生儿的组织器官功能尚未发育完全，适应环境能力不足，照顾他们是一件充满了细枝末节、需要无尽耐心的事情，很多琐碎的小事听起来简单，做起来却需要相当多的专业知识。

抱宝宝的时候要将他的头放在左臂弯里，用肘部护住头部，左腕和左手护住腰背，再用右小臂从宝宝身上环过去护住腿部，右手托着臀部和腰部，这是一个比较常用且安全的姿势。需要注意的是，因为新生儿脑部发育尚不稳固，一定要避免强力摇晃，否则脑部组织撞击可能会出现血管破裂、神经纤维受损的问题，轻则造成头疼、头晕、智力减退，严重的时候还有瘫痪的风险。另外还要保持头高足底，以防宝宝吐奶。

洗脸听起来简单，也有严格的操作规范。首先需要将室温保持在26—28℃，将水温保持在37.6—38.5℃，用左臂抱起新生宝宝，并用左肘部和腰部夹住宝宝的臀部和双下肢，左手托住头颈部，用拇指和中指压住宝宝双耳，使耳郭盖住外耳道，防止洗脸水进入耳道引起炎症；清洗的时候用右手将一块小毛巾沾湿后略挤一下，先洗双眼。注意小毛巾擦过一只眼后要换一面擦另一只眼，然后将毛巾在水中清洗一下，再擦前额、面颊部及嘴角，拧干毛巾擦干面部。洗完换上干净衣服后，将宝宝抱起，再用消毒棉棒轻柔地擦净宝宝鼻腔分泌物及外耳道的水渍。

新生儿的脐带需要消毒。需要准备婴儿专用消毒碘伏或75%酒精和一次性消毒棉签，消毒之前要洗手、修剪指尖。室温同样需要保持在26—28℃，暴露脐带的同时一定要注意保暖。取一根棉签蘸取消毒液，左手轻提脐带，右手拿棉签，先消毒脐带根部，顺时针绕一圈，再消毒脐带，千万注意用过的棉签不可以再蘸取消毒液使用，消毒脐带残端的时候要从左到右，残端快要掉落的时候根部有黏液或者渗血都是正常情况，多用几根消毒棉签就可以。

换尿布也有讲究，简单来说步骤如下：

1. 将宝宝平放于床上，使其感觉舒适安全。垫上隔尿垫，把脏尿裤的腰贴打开并折叠，以免沾到宝宝的皮肤。

2. 把脏尿裤的前片拉下来，观察便便的情况。一只手抓住宝宝的两只脚踝，轻轻上抬，另一只手把脏尿裤在宝宝屁股下面对折，用婴儿湿巾大面积擦拭一下臀部，再次对折纸尿裤，用纸尿裤的胶贴粘住折叠后的纸尿裤。

3. 将宝宝以环抱方式抱到清洗臀部的水池处，先用腕部测试水温，水温合适后均由前向后进行清洗，女宝宝应先洗外阴。清洗好后抱回床上的隔尿垫上，用擦屁巾将皮肤上水分蘸干。

4. 将纸尿裤展开后，右手拿着纸尿裤的后端，左手抓住宝宝的两个脚踝，轻轻上抬，右手把新的纸尿裤垫在宝宝屁股下面，再为宝宝涂抹隔离尿便的护臀霜，两侧腹股沟涂抹爽身粉。

5. 适度的分开双脚，将纸尿裤送至身前，纸尿裤展平，把纸尿裤两端的腰贴粘牢。可放入1—2指的松紧度即可。同时还要小心，不要让腰贴沾到宝宝的皮肤。

6. 检测是否换好。

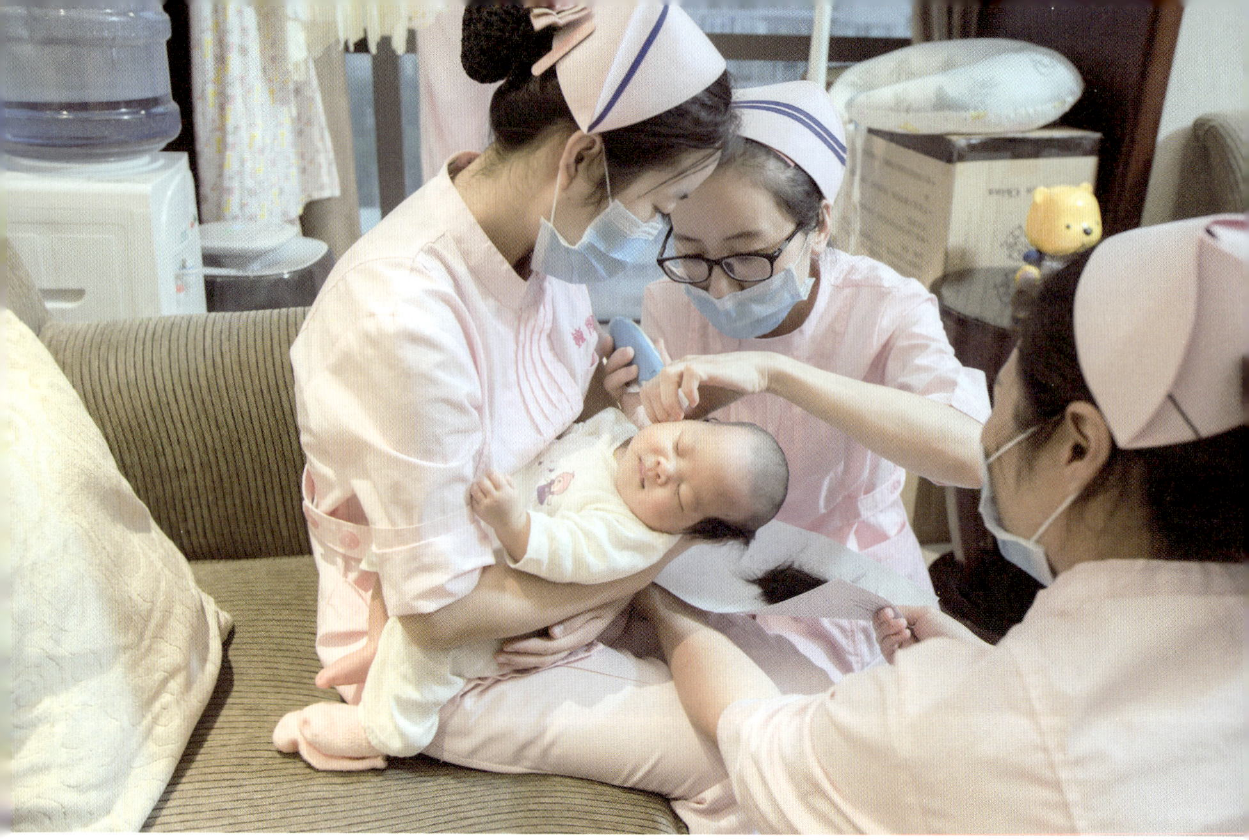

护士们给宝宝剃胎发，温柔的动作不会打扰宝宝香甜的梦境

7. 给宝宝穿好衣服，把他放在一个安全的地方。

婴儿尤其是处于新生儿期的婴儿对于外界环境敏感，任何护理不当都可能导致新生儿疾病的发生，从而危及其身心健康和生命质量。这其中需要太多的科学素养、专业知识，有时候甚至要上升到医学知识的水平，普通拥有看护经验的月嫂远不足以胜任。

那些严格的操作规范、温柔的动作、细心的眼神是宝宝最早接收到的爱的关怀、世界的善意。爸爸第一次给他换尿布，妈妈第一次抱着他拍奶嗝，他们还不会说话，但是那双明亮的眼睛看见的这个世界，满满都是温柔和爱意。

第一份专属定制

当妈妈将孩子交到我们怀中的时候，这种信任就是一份沉甸甸的责任，而如何履行这份责任，是我们的良心。

从怀孕期间的中医见诊开始，我们就收集准妈妈们的身体信息，来为她们定制专属的护理方案。而当宝宝脱离母体，正式成为一个独立存在的那一刻起，他们也拥有这一份专属于自己的定制方案。

和密切地观察产妇的身体状况一样，宝宝的进食、排便、体表特征，包括对外界的反应等各种情况也都处在我们的监控当中。尤其是刚出生的婴儿并不具有自我表达的能力，当沟通和交流无法实现的时候，严谨而专业的观察和记录就显得至关重要。

有没有吃奶?
吃了几次?
多少毫升?
有没有吐奶?
有没有排便?
排便情况如何?
……

日复一日的枯燥数据背后，是一个宝宝健康地长大。他看着你笑了，他的小手抓住了你的手指，他今天小腿蹬踏的动作特别有力量，看着一个生命在你面前成长永远是一件愉快的事情。

大部分的月子中心虽然有独立的楼宇，但为了节约人力成本和护理

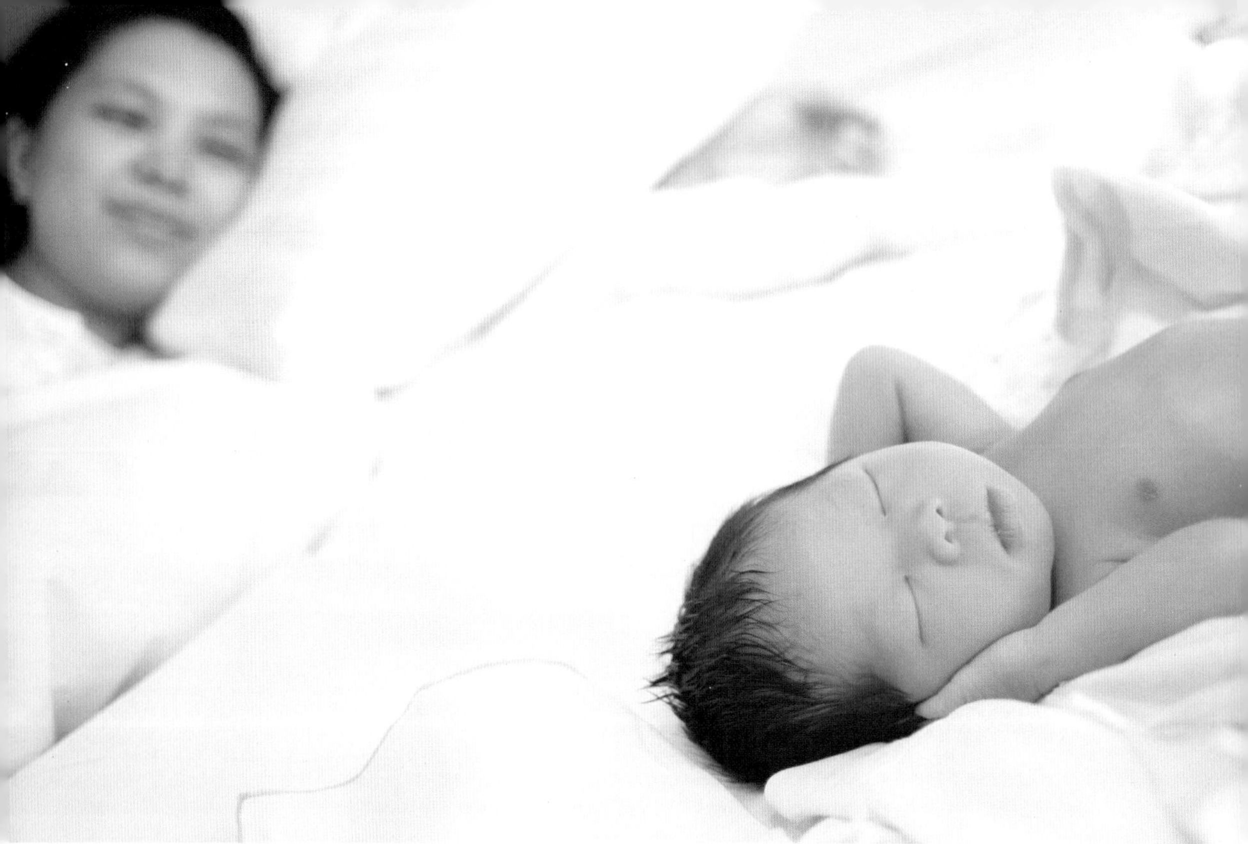

宝宝会带着很多很多爱长大

方便，还是采取将婴儿抱出房间、在婴儿室由护士统一看护的集中护理模式。这对于这些对疾病没有抗体、非常容易受到外界影响的新生儿来说，是非常危险的。我们借助酒店式公寓本身独门独户的配备，让护士24 小时待在妈妈的房间里，用入户式护理来最大限度地减少新生儿交叉感染的概率。

要让她们住进比家更舒适的地方

我相信每个人的精力是有限的，把一件事做到最好，比什么事都只做一点重要。

联合也是一种创新

“家”对于每个人来说都是有特殊意义的地方，那不只是一栋房子，一些家具，而是心灵的归宿，一个可以全身心放松的地方。古时候说月子不出门，而我们却要让生理、心理都处于脆弱时期的妈妈们走出家门，住进月子中心来，从这个念头在我心中升起的时候我就知道，一定要让她们住进比家还要舒适的地方。

台湾的传统是由月子中心的经营者自建物业，我经过长时间的学习和调研，认为这种模式并不适合移植到大陆。首先是因为自建物业的弊端显而易见，能够经营好一个月子中心的人，并不一定是优秀的物业管理者、酒店管理者，他们的自建物业是绝不能和国际上的五星级酒店相媲美的；其次因为行业的特殊性，我们所做的每一个选择，都要考虑到刚出生的宝宝是不是能够承受？经过十月怀胎一朝分娩的妈妈，是不是能够得到最好的休养？我们应该提供给她们的环境，从空气管理、噪声防治、光照条件、私密性，乃至于安保设置都有着精细而严格的要求。

我相信每个人的精力是有限的，把一件事做到最好，比什么事都

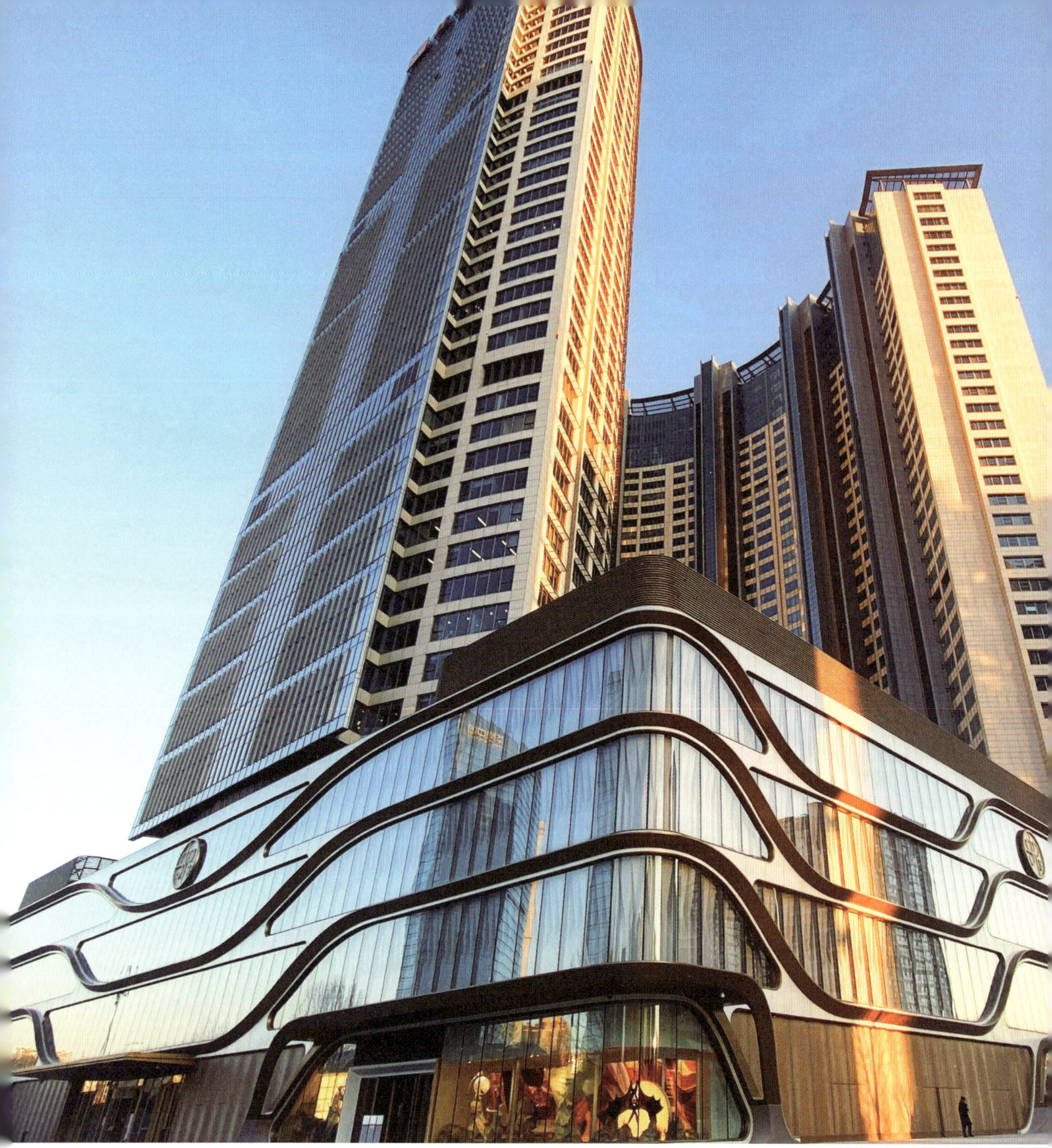

巍阁北京旗舰店环境展示

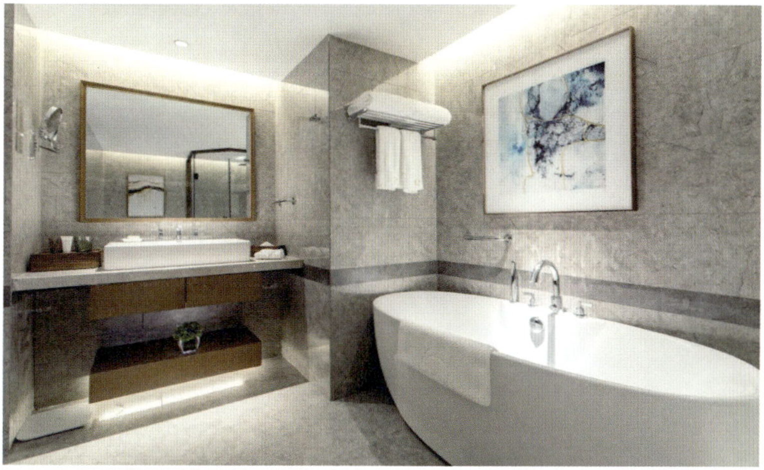

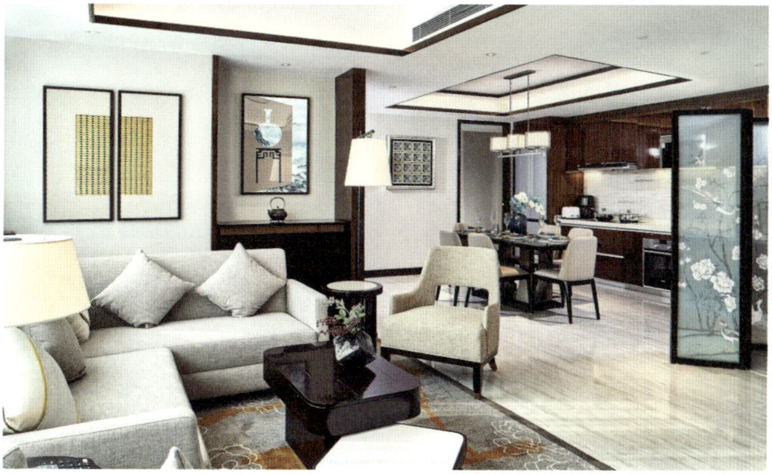

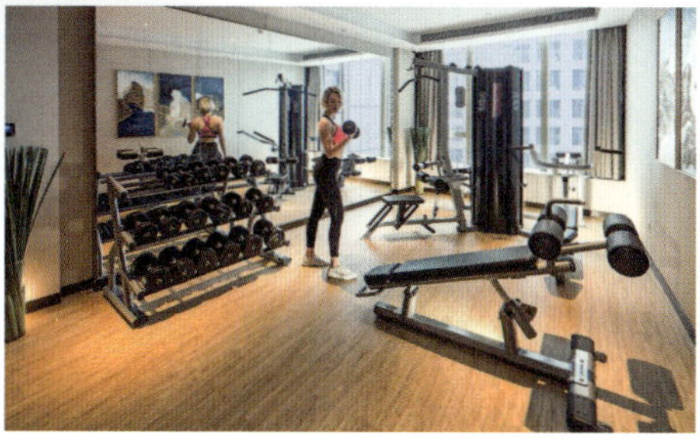

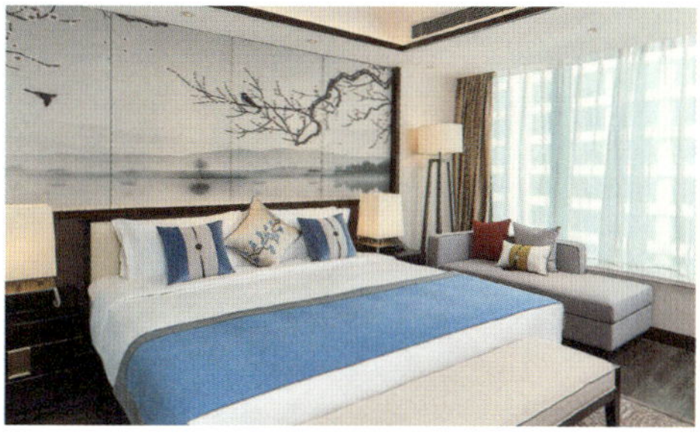

只做一点重要。所以在我们不具备、又有着极高专业需求的部分，我更愿意向社会去寻求优良资产和对优良资产有高标准管理能力的专业团队来做我们的硬件提供方。把一群专才聚在一起，发挥各自最大的能量而达成聚合效应，比等待一个统揽全局、面面精通的全才更容易。

2010年，巍阁开辟了以酒店公寓作为月子中心载体的先例，并承袭至今。

选择酒店公寓的优点显而易见，无论是看得见的硬件配备，还是看不见的服务、空气管理，都能直接达到五星级酒店的高标准，而公寓套间的户型让我们在将妈妈与新生儿接入月子中心之后，还能实现独门独户的入户式服务，保证私密性的同时最大限度地避免了交叉感染的可能。最重要的是，当我们将硬件这一部分从我们的日常工作中切分出去之后，就有更加充足的时间和精力，专注于我们应当做到最好的事业里。

准备百分之百，预防百分之一

其实最初选择酒店公寓作为巍阁的硬件提供方的时候，还有另外的考虑。酒店公寓有一个自建物业无法替代的优势，那就是地理位置。

国内尤其是一线城市的土地、住房条件都很紧张。单拿北京来说，如今五环以内都鲜少有新建的楼盘，而北京巍阁的店面，均同时满足时尚、高端、私密、专业并且必须位于交通便利的市中心这些苛刻条件，对自建物业来说是不可想象的。

虽说对入住月子中心的妈妈和宝宝来说，很长一段时间都是不能进行户外活动的，但哪怕付出更加高昂的代价也要选择这些交通便利的繁华地段，我们也有自己的考量。繁华地段，交通足够便利，这样日常家人探访更加方便，最重要的是地段繁华意味着我们离医院不会太远，意味着即便在深夜我们也能很轻易地叫到车，如果母婴出了什么紧急情况，也不会在送医路上耗费太长的时间。

我希望紧急情况永远不会发生，但我们永远都要为这些紧急情况做好准备。

曾经有过一个生二胎的妈妈在我们这里坐月子，她的宝宝是试管双胞胎，在医院做的出生检查和入住时的查体都在正常范围之内，住了三四天，小宝开始偶尔出现吐奶的情况，晚上的排便也开始出现血丝。

房间护士每天都会把宝宝的呕吐物和粪便收集起来，我们的专家团队开会讨论之后决定还是先继续观察。因为对于坐月子期间的妈妈和宝宝来说，每一次环境变化都是一次重大的考验，所以我们并不会粗暴地为了责任切分，出现一点不正常情况就立即送他们去医院检查。但是这个宝宝持续性的呕吐和粪便异常已经让我们心里亮起了红灯，一边调整护理方案，持续密切观察，一边通知客户做好就医准备。

等到晚上，宝宝开始排出果冻状的稀便，值班护士长看过之后，当机立断，在和妈妈沟通的同时，立刻联络家人开车来接宝宝去医院进行进一步的检查。当时宝宝最好的情况是肛周轻微破裂，最坏的情况可能需要立即手术。家人很快赶到，带着宝宝去了医院，检查的结果是肠套叠和肠梗阻，因为送医及时，宝宝及时做了手术，也康复得很好。

那个时候我在想，可怜的宝宝刚出产房就要进手术室，所幸我们没有在路上浪费太多的时间。

巍阁的宝宝大多数都健康又强壮，我们尽自己一切的努力去杜绝意外的发生，但这个小生命是那么脆弱，有太多我们意想不到的情况出现，而为了这可能只占 1% 的意外，我们也要付出 100% 的努力，不是为了尘埃落定后家人的那一句感谢，而是为了意外发生时的游刃有余，完美解决之后的问心无愧。

睡好觉比什么都重要

现代社会都市生活压力这么大，睡好觉本身就成了心病一块。我的很多朋友无论事业多么成功，生活多么美满，都或多或少地分享了相同的睡眠问题。而自己带过宝宝的人一定都知道，一个哺乳期的小婴儿会对睡眠造成何种毁灭性的打击。很多时候，生命降临的美好，都是在这种反复的操劳中被消磨掉的。

而还未满月的新生儿尤其娇弱，他们的颈椎甚至不足以支撑头部的重量，稍有不慎就会有危及生命的事故出现，新闻里也有抱着宝宝睡觉导致宝宝窒息事故的报道。对于父母来说，宝宝的出生也是一次人生的全新课程，你要去了解这个小生命，了解他对世间万物的反应，要和他进行情感的交互，要在他还不能准确表达自己的时候，学会理解他的每一个表情、每一个眼神。

身体上的诸多不适还在其次，心里时时刻刻挂念着刚出世的孩子，才让妈妈们连觉也睡不安稳。我见过熟睡的妈妈在孩子第一声啼哭响起的时候，眼睛都没睁人就坐了起来，这时候更觉得母爱真的是女人最伟大的天性。

人在睡眠状态中，身体的自我修复效果是最为显著的。既然说月子是女人的黄金调理期，自然要在保证睡眠质量上下足功夫。

首先要解决环境和生理上的问题。酒店公寓优越的硬件条件是最适合入睡的外界环境：舒适的床铺、适宜的温度、流通的空气，还不会被各种噪音打扰。而由于生产而造成的各种身体上的不适，我们也提供了相对应的处理策略：根据个人体质私人定制的月子餐由内而外、温和地调整身体状态，辅以中药擦身和有针对性的按摩来放松肌肉、经脉。我们的身体本身是一个完整的循环系统，我们作为人类也时刻处于自然的循环系统当中，只有将身体的小循环理顺，才能从大循环中汲取能量。

解决心理问题相对更复杂一些，最核心的其实是建立一种信任关系，让她可以信任自己所在的场合，信任陪在身边的护士。就像你害怕门外有陌生人敲门的时候总会在夜里惊醒，而如果有个让你可以依靠的人在身边，你就会有一夜好眠。

怀孕期间的不断沟通，让妈妈们了解了我们的工作流程、服务模式，让她们信任巍阁，信任在这里工作的每一个人；而入住之后，我们接过她们身体健康的重任，接过她们怀中那个脆弱而伟大的小生命，一举一动都在进一步赢取妈妈的信任，都在让她们更放心。

我们的身份是服务人员，很多时候我们所释放出的温柔和爱心比家人还要令人动容。为了让妈妈休息得好一点，护士们会在妈妈睡觉的时候寸步不离地守着宝宝，即便要喂奶也抱到床边去。有个妈妈曾经对我说，觉得心都被人暖烘烘地捧在了手掌里。

这么多年过去了，我还是不太能见得了妈妈出月子离开巍阁的时候，她们会舍不得，我们的工作人员也会舍不得，短则一个月长则近百天的

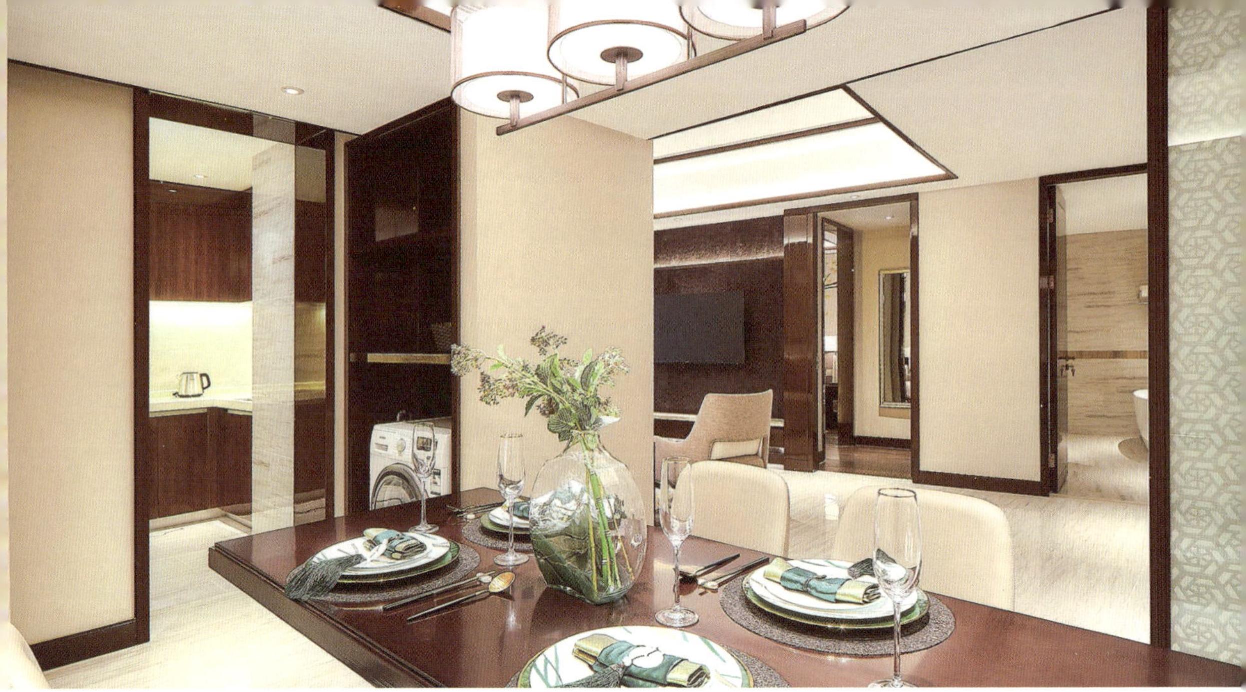

巍阁房间内优雅、舒适的环境

朝夕相处，让她们之间有了稳固的情感基础。

我们最初制定的离店百天的服务计划，也是为了将这件惠及母亲一生的事情尽可能地延长。在这里有营养师替她们关心一日三餐，有房间护士 24 小时照管着妈妈和孩子，但是等到她们回家，回到自己所熟悉的日常繁杂里，就有太多的事情需要自己操心烦恼，其中又有太多的事无法假手于人。我只希望尽我所能，让她们在这里调理、休养，构建出一个健康的体魄、从容的状态，去应对之后作为母亲，和孩子携手走过的漫漫人生。

我希望离开巍阁的每一个巍阁妈妈，都能睡个好觉。

用爱化解抑郁和焦虑

为她们的情绪搭建一条通路、建立一种交互，再用和孩子、和家人之间本能的爱来填补其中的空白。

产后抑郁？产后焦虑？

坐月子是一件身、心、灵合一的事情，身体上要让因为怀孕生产而经历了剧变的身体恢复到健康的状态，心灵上则要为“母亲”这个全新的身份做好准备，在调整家庭关系、社会关系的同时，悦纳和包容一个全新的生命和全新的自己。

但即便是生了二胎、三胎，甚至是已经把孩子养育成人的妈妈，回忆起自己初生产的那段时间，都会不约而同地在期盼和迎接一个新生命的喜悦之外，提到自己的情绪状态产生了多么剧烈的改变。她们会担心自己没有办法照顾好刚出生的宝宝，会对着镜子里走形的身体自怨自艾，会变得敏感、低落、易怒，“变得不像自己”。

医学上将产褥期的这种症状表现称为“产后抑郁”。产后抑郁会在产后的6周左右出现，轻者3—6个月可以自行恢复，严重的可能会持续1—2年。产后抑郁症从临床表现来说，和典型的抑郁症没有明显的差别；从统计角度来看，发病率在15%—30%，如果是二胎则有

20%—30% 的复发率。如果将没有达到病理特征，但已经相比平常剧烈的情绪反应也算在内的话，产后抑郁可以算得上是一个非常普遍的情况了。

现代社会女性承担了比以往更多的压力，生产带来的事业停摆、角色转变也表现得更为显著。虽说信息更新和社会进步让大众对于产后抑郁的认识变得更加深刻，大多数人也能够理解和体谅身在这个特殊时期的脆弱群体，但是产后抑郁到底能够造成怎样的影响和伤害，只有切身体验过的妈妈们才明白。

我曾有一个客户是易敏体质，怀孕期间就出现了很严重的湿疹问题，又因为身在孕期很多含抗生素和激素的药物都不能使用，几乎是夜不能寐地度过了产前最后几个月。谁知道生产之后情况变得更加严重，虽说用中药擦身和食疗后，身体状况缓解了很多，但她的情绪反应还是非常剧烈。几乎一天到晚都在哭，吃饭稍有不顺就掉眼泪，给孩子喂奶的时候如果孩子哭闹了也跟着一起洒“金豆豆”，眼窝好像直接连在大海里，随时随地都泪汪汪的。

还有一个生了二胎的妈妈，因为孩子出生后检查发现心脏有些问题，心理压力非常大，彻夜失眠，好不容易睡着了也噩梦连连，惊厥反应严重，惊醒了就一身冷汗地扑过去看孩子，抱在怀里说什么也不撒手。原本性格开朗活泼是全家开心果的她，那段时间俨然变成了一颗一点就着的“定时炸弹”，一言不合就和家人、护士发起脾气。

无论她们自己和家人有没有意识到这是产后抑郁的表现，消极和过激的情绪表现都容易产生同样消极的反馈，一来二去，就成了恶性循环。

产后抑郁出现得如此频繁，和怀孕生产的过程当中，激素水平的急剧变化有着密切的关系。在妊娠后期，准妈妈们的内分泌水平出现很明显的变化，雌激素黄体酮、皮质激素、甲状腺激素都大幅增高，这几种激素都是可以显著提升幸福感和满足感的，而胎盘类固醇的释放在临产前达到峰值，让妈妈们显出期待、激越的情绪。

以生产为分界点，胎盘类固醇的分泌突然减少，雌激素黄体酮、皮质激素和甲状腺激素的产生速度也大幅回落，这其中的落差会直接表现在情绪反应和心理变化上。与此同时，生产时出现的种种状况、产前产后的一些并发疾病，对已经因为激素变化而情绪低落的妈妈而言无疑是雪上加霜。比如前面那位妈妈患上的湿疹，就是生理直接影响心理的典型例证。

做医生的都知道，身病好治，心病难医。激素水平可以逐渐调整，身体上的病症也可以慢慢康复，真正把产后的心情导向抑郁的，其实是因为生产这件事而造成的在家庭、社会和自我认知体系中身份的改变。

“母亲”是一个很有重量的称呼，你要去爱、去呵护一个刚刚诞生的、脆弱的小生命，这可不是一句话的事情。它意味着你要忍受分娩的痛楚、承担身体康复期间的各种变化带来的不适，以及在照顾孩子过程中遇到的大大小小的琐碎事情。你甚至会担心他如何应对成长中的各种问题，将会面对怎样的风雨。

以健康积极的心态应对这些问题和挑战，对于本就身处激素水平极端不稳定时期的妈妈们来说，是一件难上加难的事情。她们在外面是呼风唤雨的女强人，一言九鼎的企业家，而在这个房间里，她们只是一个母亲。

从这个角度出发，抑郁是一种表象，焦虑才是根源。

关爱，是建立一种情感联系

我们中心一直配有心理医生，以便在必要的时候进行心理辅导和情感疏导。但是我们都知道，就像妈妈们的身体状况并不是病人，却拥有着很多病人的特质一样，虽然她们的心理状况在临床表现上和病人极端类似，但我们也不能简单地以对待病人的方式来对她们进行治疗。

首先是理解。我们要让妈妈们知道，自己会有情绪波动是因为激素水平的关系，觉得烦闷、低落、易怒或者敏感都是正常情况，无须感到自责。让她们知道身体上的变化可以恢复，情绪上的变化也可以恢复。我们的身体是一台运行良好的机器，机器可能会在任何一个地方、因为任何一种原因出问题，问题出现我们只要解决就好，没必要妖魔化任何一个问题，更不应该排斥这个出现了问题的自己。

我们通过持续性的沟通去了解她们的需要，找到情绪变化的根源。害怕自己的体形无法恢复，我们有完善的膳食体系和循序渐进的产褥操，还有帮助器官回位、体形恢复的绑腹带，每天腹围的变化数值都能看得见；担心自己照顾不好新出生的宝宝，我们有专业护士 24 小时的陪护，还有时刻关注着她们健康的护理团队。

其次是悦纳。你不但要悦纳这个伴随着无上喜悦和极大痛处闯入了你生活的小生命，也要悦纳正在承受这些喜悦和痛苦的自己。情绪需要一个适当宣泄的出口，如果想倾诉，我们可以做“垃圾桶”和“树洞”，如果需要陪伴，我们一直都在身边。

我们还会尽可能地和产妇的家人沟通。对于女人来说，越重视的人越能够影响她们的情绪状态。爸爸们在学习成为这个小宝贝父亲的同时，也在摸索如何成为一个妈妈的丈夫，这种家庭关系的转变是体现在每个家庭成员身上的。妈妈正在度过她们人生里也许是最艰难的时期，认同、赞美和爱总归会让事情变得简单一点。

无论是体现在语言中还是行动里，对我们来说，归根结底是把自己当成她，设身处地地去理解妈妈们已经付出的、正在经历的、渴望得到的，为她们的情绪搭建一条通路、建立一种交互，再用和孩子、家人之间本能的爱来填补其中的空白。

也许不仅是对妈妈们，在爱和鼓励中生活的人，对世界会温柔一点，世界也会对他温柔一点。

妈妈别哭

要让妈妈们保持好心情，其实也是为了孩子的健康着想。怀孕期间，胎儿是从羊水中直接汲取养分的，而羊水中的养分悉数来自母体；宝宝出生之后，羊水变成了乳汁，所有的一切同样来自妈妈。可以说，在整个小生命孕育和成长的最初，妈妈身体的每一点变化都会体现在孩子身上。

情绪也是如此。我最近在修习的博士课程就是与心理学相关的。在怀孕期间罹患抑郁症的妈妈很容易生出自闭症的孩子，而如果妈妈们的心理状态没有得到及时的矫正和治疗，在孩子成长期间造成的影响也是难以预计的。

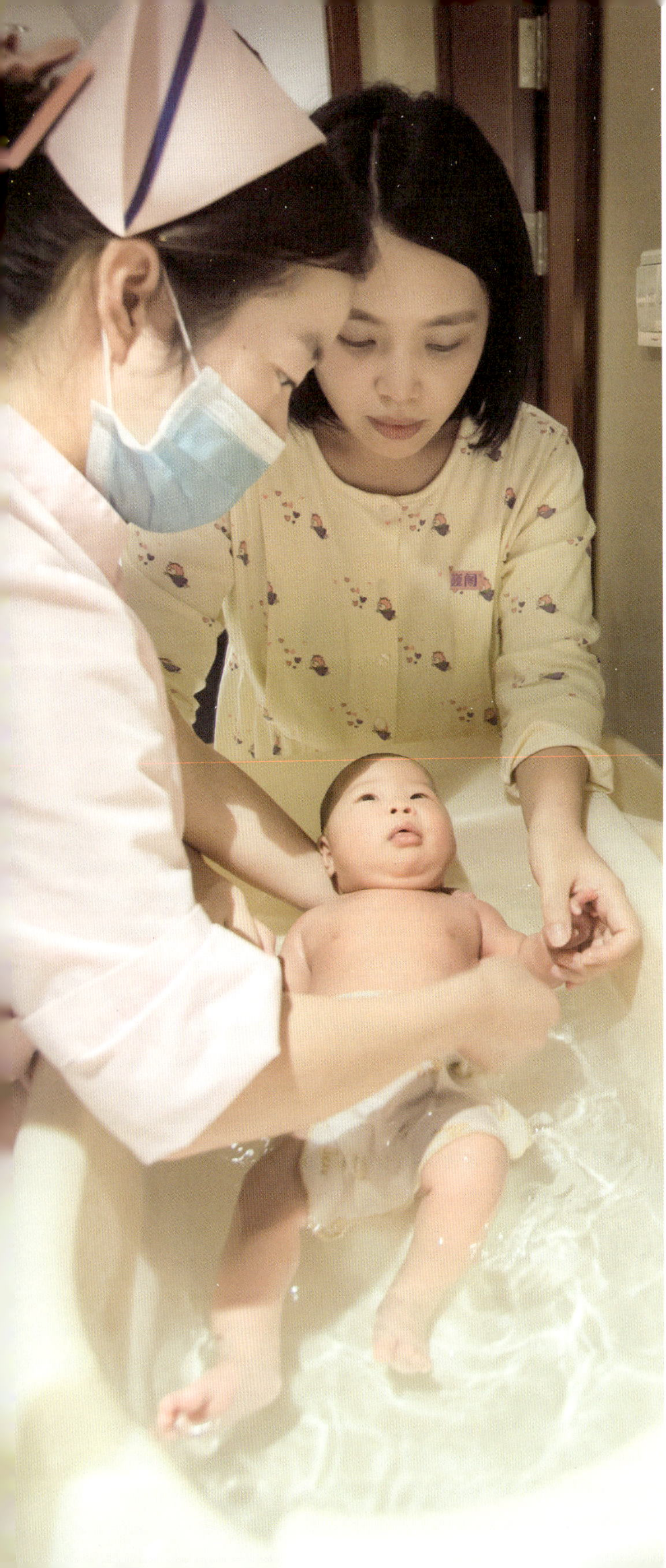

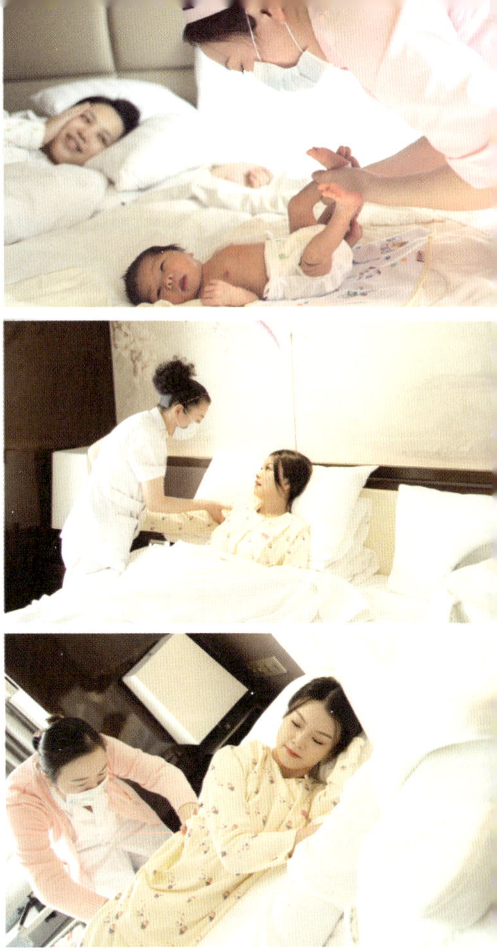

护理团队无微不至的护理

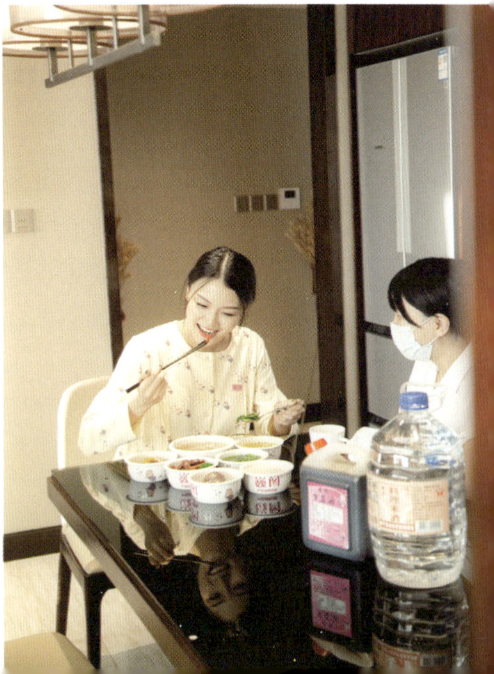

美国加利福尼亚大学洛杉矶分校精神病学和生物行为学教授斯霍勒博士是“依恋关系理论”的先驱，他认为婴儿在出生时就已经有了一套情绪机制，但是他们并不会管理情绪，他们需要依靠抚养者来教导他们情绪管理的正确方法，而这个教导者大多数时候都由母亲担任。

刚出生的婴儿没有“自我”概念，甚至在生命最初的六个月里，他们都不能准确地感觉到自己和母亲的界限。在他们的认知里，自己和母亲是一体的，所以母亲的情绪很容易影响到孩子。当婴儿哭泣的时候，母亲不需要经过思考“怎么办”的过程，就本能地想要去安抚。他们的沟通不是通过语言完成的，肢体、表情、声音、触觉在这个时候都将母亲和孩子紧密地联系在一起。孩子通过情绪将自己的内在世界传达给母亲，这是一种共情、一种连接、一种共鸣带来的安全感。

妈妈的眼泪比金子还贵，坐月子的时候是不能哭的。但流泪只是一种情绪表达，要让妈妈们不哭，就要解决让她们想要掉眼泪的问题。宝宝困了、饿了、不舒服了，有房间里随时待命的护士帮你照顾；乳腺堵塞、给宝宝喂奶的时候会疼，经验丰富的开奶师会从旁辅助；生产时的创口会一点点恢复，心里龟裂的缝隙总会被填补。

这不是一件容易的事情，但我们有爱心，更有耐心。

从巍阁走出去的每一位妈妈都心理健康，情绪积极，她们之后的人生也许还是会遇到问题、遭逢变故，但在这所女人的学校里，她们已经学会了如何以全新的身份和姿态去笑对人生，从容不迫地应对任何挑战。妈妈是孩子最坚实的保护，而我们把伞交到了妈妈的手里，晴天遮阳，雨天挡雨。

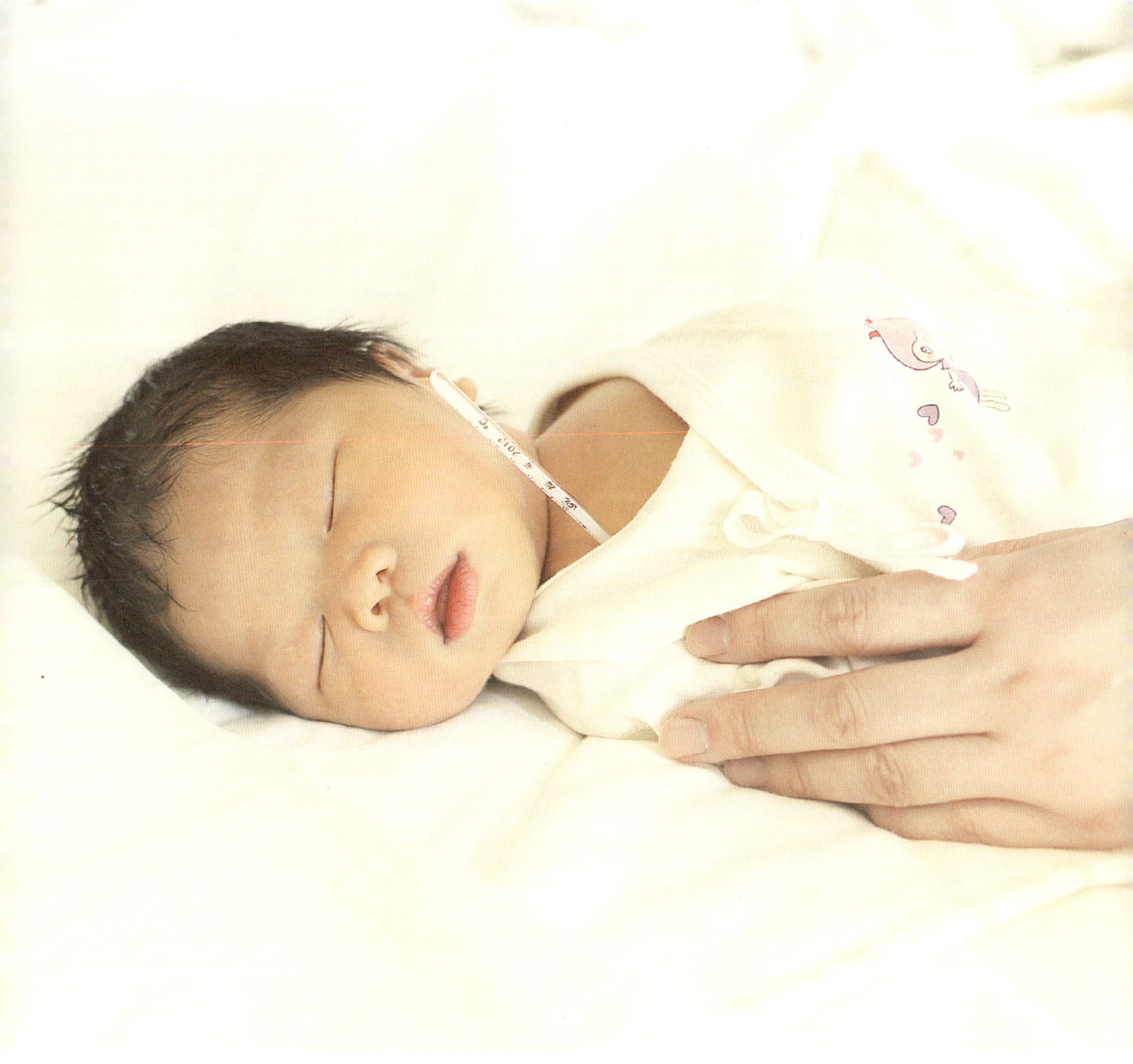

3

第三章

CHAPTER 3

坐月子这件事意义真的太重大了，它决定了母婴两代人的健康，不只是身体健康，孩子的心灵健康、人格健全也包括在其中。

对于一个女人而言，生儿育女可以称得上是她一生中所能经历的最严峻的考验，也是她的身体经历的最大一次调整。坐一个好的月子可以成就三个家庭的幸福，坐月子是一个家族的事情。

要做就做到最好

让我有如此自信的不是数据，不是奖章或者认证，而是实打实的口碑，是一个个巍阁妈妈的肯定，一个个巍阁宝宝的健康成长。

用口碑说话

在巍阁创办之前，北京没有真正意义上专业的月子中心。受传统观念的影响，坐月子这件事情还是停留在家庭内部，并且很大程度上依赖

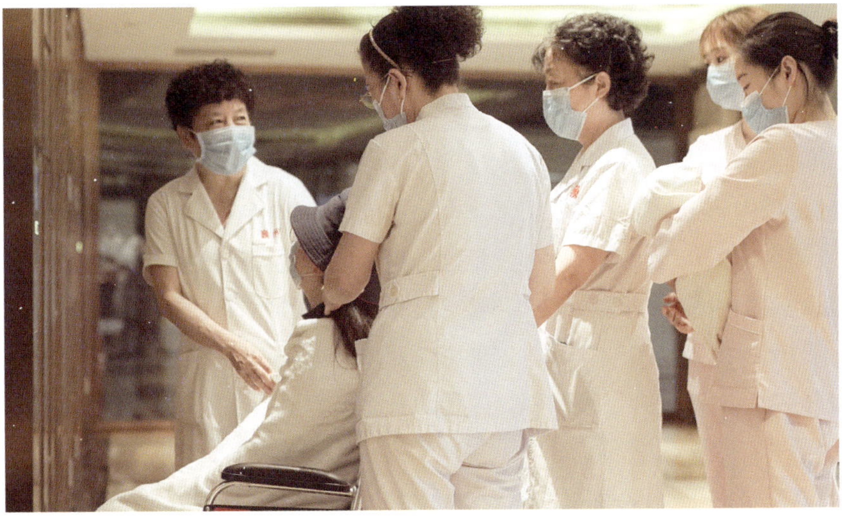

护理团队迎接妈妈、宝宝入住

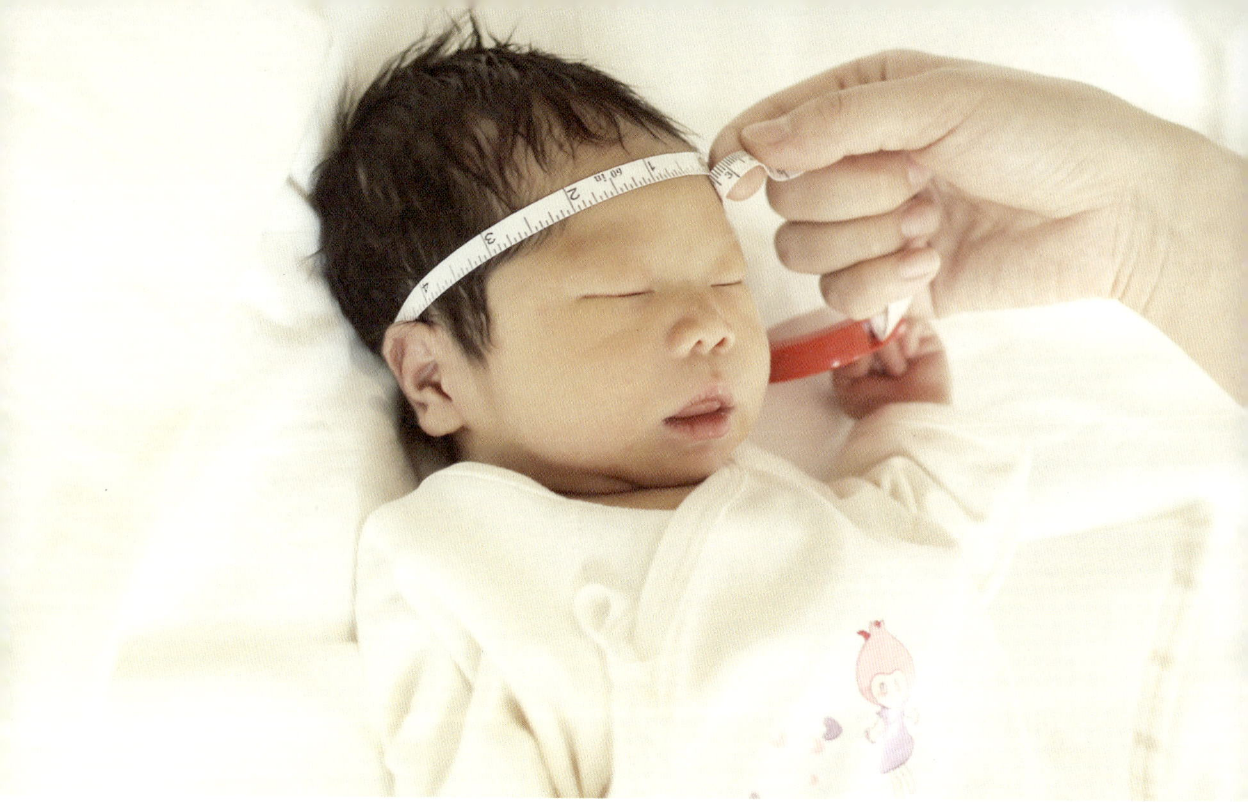

为宝贝测量头围

经验主义。当我给巍阁勾勒一幅未来图景的时候，我就想要做一个专业的、规范的、足以成为行业标杆的月子中心。时至今日，十多年过去，我想我可以说：“我做到了。”

坐月子这件事意义真的太重大了，它决定了母婴两代人的健康，不只是身体健康，孩子的心灵健康、人格健全也包括在其中。对于一个女人而言，生儿育女可以称得上是她一生中所能经历的最严峻的考验，也是她的身体经历的最大一次调整。没有任何一种生理状态会像怀孕这样长时间、持续地影响身体，这种影响对于母体来说可以称得上是一种资源掠夺，而被掠夺、被改变，都是为了让一个全新的生命来到人间。

生产对于女人来说几乎是一次重生，她的身体经历了一个改变的过程。而一个孩子的出生，也经历了从子宫中的羊水环境来到自然环境的过程，这两个非比寻常的过程结束后，妈妈和宝宝都处在一种非常脆弱而关键的生命状态和身体状态里，他们应该得到怎样的呵护？我又能够以怎样的方式帮助他们度过这个阶段？

从一开始，我就从需求的起点思考这个问题。月子中心作为一个服务行业，核心永远都是“人”，提供服务的是人，接受服务的也是人，没有完美的服务，也没有完美的客户。如果你去一家餐厅，觉得这里的东西不合胃口，那么你可以吃完这顿再也不来光顾，可是坐月子是生命历程的一部分，我们不能让时间倒流，也不能让发生过的事情再发生一次。

做任何一个行业的先行者都很不容易，我们所在的领域尤为如此。它不是一个单纯给你提供吃住、让你休息、有人照顾你的地方，它所关注的是两个脆弱而伟大的生命，是两个时时刻刻都处在变化中的过程，这种关注是全方位而立体的。当你衡量一个月子中心价值的时候，这种因关注而生的行动就变得非常重要，也对每一个从业者提出了非常高的要求。

专业是巍阁的基础、底线和原则

提供服务，让客户满意其实是最简单的，你想要什么我给你什么，想吃什么就上什么，你吃得开心，我也省去了辨识体质、定制专属食谱的过程，省去了采买食材、掌握火候、搭配营养，又力求色香味俱全的过程，我们甚至可以把鲍参翅肚都用在产妇身上，让他们花的钱体现在豪华的房间、名贵的食材上。

但我们不能、也不会这样做。

月子中心提供的服务是以专业为前提、带有约束性质的。生命如此宏大，没有人可以有一点马虎，这不但是专业素养、行业风气，也是作为一个人、作为一个企业的良心问题。如果你连生命都不敬畏，又该如何行走于天地之间呢?

在婴幼儿护理方面，西方关于游泳的时候应该套颈圈还是腋圈争论了很长时间，却丝毫没有意识到这个议题从根本上就找错了重点。在任何情况下，一个没有自主行为能力的小朋友，只要游泳，都不可以离开成年人的保护范围。你用颈圈也好，腋圈也好，他都有翻倒或者脱出的可能性，溺水对鼻腔、肺部造成的伤害都是不可逆的，这不是颈圈或者腋圈的责任，而是那个把孩子单独留在泳池里的监护人的责任。在巍阁，我们明文规定宝宝练习游泳的时候，监护人不能离开他一臂距离，注意力也必须时时刻刻在他身上，这样才能保证在任何意外情况发生的时候都能及时地作出反应。

颈圈、腋圈都只是工具，关键在于使用工具的人。我们所提供的服务也是如此，要保障一个崭新生命的安全，同样需要三股力量的协同：服务人员的力量、父母的力量，还有孩子自身的力量，缺一不可。任何一种意外都不是单方面的原因造成的，但我们可以把意外风险降低，在意外发生的时候及时地采取措施。这也是我们坚持提供 24 小时不间断护士陪护的原因。新生儿的颈椎无法支撑头部的重量，新闻里也经常看见小朋友在妈妈身边睡觉，出现了各种各样的窒息事故，这种时候我总是揪心又难过。这么一个美好的生命，还没来得及看清世界就夭折于襁褓之中，怎么能不让人痛心呢?

我们能做的，只是尽其所能地降低可控因素的风险，以专业要求筛选、训练服务人员，以无限的包容、无限的爱心和无限的耐心去对待每一个生命。

仁者爱人，关爱女性成长

难的不是在今天做一件好事，而是把这件好事长久地做下去；我们不是给单独一位妈妈、一个家庭提供这样的服务，而是在 15 年的时间里对每一个家庭都提供不间断、存续的高质量服务。

一旦我们开始做这件事了，就一定要做到最好。

我们要创设一种规范，规范建立于创新之上。我们承袭台湾，而又不墨守台湾的成规。他们是一对多的集中护理，我们更细致地拆分，服务不脱离床头，最大限度地避免交叉感染的风险；他们大多都是自有地产，我们选择去和更加成熟的酒店集团合作；我们无缝对接各个医院各个科室，进行精确的职权划分，把护理所不能及的问题交给医院去解决，而不是大包大揽。所谓术业有专攻，就是寻找最强有力的合作伙伴，专心去做自己最擅长的部分，才能达到 1+1 > 2 的效果。

规范有了，还需要的便是情怀了。我一直在强调自己女性的身份，因为生育生产是女性独有的生命过程，这其中的煎熬、痛苦只有同为女性才会透彻了解，而只有在这种透彻的了解之后，才能提供她们真正需要的呵护与关怀。有很多人说企业家是没有性别的，至少在我身上并非如此，我所想所做的，是一件能够让全世界女性都从中受益的事情。我希望能够将坐月子这一件原本就是中华民族文化精粹的事情，以现代化、标准化的方式推广出去。这就好像在远古时候人们都是茹毛饮血，而第一个把火运用到食物加工上的人，彻底改变了历史进程。我想要做一次普罗米修斯，把这个火把、这点光亮，传播到更多的女性同胞那里。

我相信这种坚持，最终会成为巍阁的特性和气质，它看不见，摸不着，但是每一个在这里工作的员工，每一位曾经在这里坐月子的妈妈，每一个在这里度过人生最初时光的宝宝都能感受得到，也会在他们身上留存些许。这就是我所理解的人文情怀。

樊迟问仁。子曰："爱人。"

环境再怎么浮躁，也是做好自己最重要

我们是在做一件和生命有关的事情，没有什么比生命更值得敬畏的东西了。

生命健康不容有失

如今的市场处在一种焦虑而急功近利的状态，要有规模，要国际化，做不了几年就要融资，要上市，而不愿意坐下来想一想，我要做的究竟是什么。就好像在旷野上追兔子，什么都想要，反而什么都得不到，什么都想做，可能什么也做不好。不如踏踏实实一步一步走，每一步都踩稳，每一步都算数，你踉踉跄跄往前走了几步可能会摔倒，如果方向错了，更是跑得越快，离目标越远。

大环境如此，我们更需要沉稳、冷静。如今市面上的月子中心数量众多，质量却是良莠不齐。人们对于生命健康不计成本的投入，让很多鱼目混珠的人，没有任何专业知识就试图挤进市场分一杯羹，归根结底还是利益的驱使。

生命健康是一切的基础和保障。我们每个人努力奋斗、拼搏进取，如果没有健康的体魄也无从享受奋斗的果实。而产后护理涉及两个生命，又正好身处一个普遍受重视、却也普遍缺乏正确观念的断层当中，自然有相当大的盈利空间。

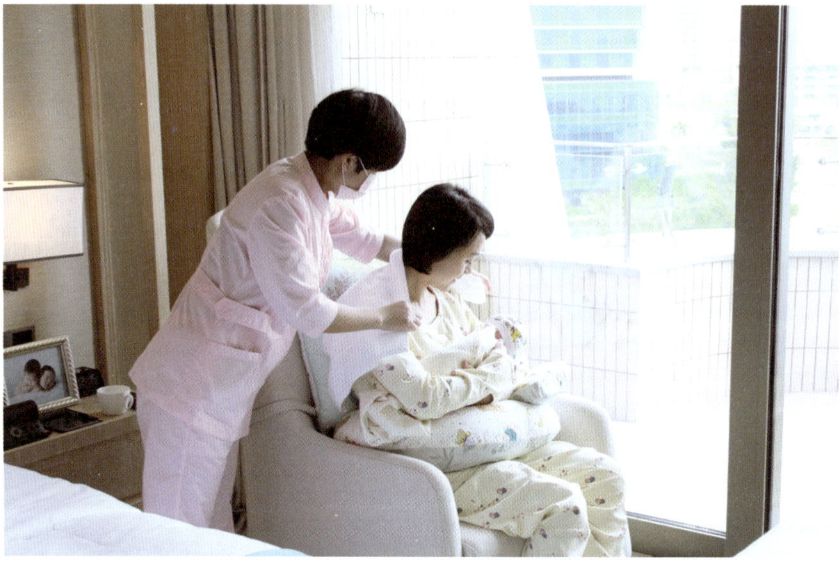

要多晒太阳，也注意保暖

我曾经向客户们做过一次问题征集，其中被提及次数最多的一个核心问题就是，巍阁为什么这么贵？

巍阁为什么这么贵？

我们都说“好贵”，贵是结果，“好”才是关键。

所有的“好”都有成本，我们贵，是因为我们能够让你变得更好。而这种“好”并不是浮于表面的，个人体验的“好”和专业视角中的“好”是两个概念。就拿产褥期的饮食来说，快餐、垃圾食品成本低，能够满足你一时的口腹之欲，带来个体的愉悦感，你的心情是好的，但它却在对你的身体造成伤害。所以我们要从台湾进口古法酿造的米酒，要精挑细选优质无污染的食材，它可能在最初清淡不合你口味，长远来看却在保护你的身体。

另外就是衡量的标准了。有基本经济学常识的人都知道，价格是价值的体现，但价值并不是由价格决定的。有人说我们贵，也有很多在这里住过的客人，了解了整套流程之后，坚持认为我们的价格应该翻倍，他们都有自己站得住脚的理由。

如果仅从价格判断，你看到的是有些月子中心的价格低于我们许多，却将包括开奶、月子餐等原本必需的服务单独拆分出来，这个服务从最低到最高的价格最夸张的时候可以差出一倍多。而巍阁的定价空间却是非常的紧密，从中医见诊开始到产后 100 天的回访，所有的服务都以一个完整的流程体系被囊括在价格所体现的价值当中，没有任何附加项目的额外收费。

宣传广告上的“几万起”几乎算得上是一个商业陷阱了，但是一个企业、一个品牌，它的品质不是取决于最低端的成本，或者说入门的价格，而是由稳定的区间决定。就好像奢侈品品牌门店，他所有的产品都维持在一个定价范围当中，如果一家店同时经营 20 块钱一个的背包和奢侈品，那么它充其量也只能叫作杂货铺。

有个妈妈在满月的时候跟我聊天，说起最初来巍阁咨询的时候，也觉得我们的定价偏高，等到住满了一个月，才觉得这可能是自己一辈子花过的最值的一笔钱。那时候的她身体已经恢复到了孕前的状态，每个见面的朋友都说从来没见过她这么好的气色。她拉着我的手说：“仔细想想，其实我买包、买表、买衣服花的钱早就不止这个数了，真不知道自己怎么想的，到了给自己身体花钱的时候，反而觉得舍不得。”

但是“好”也并非一定意味着“贵”，这个时候就格外考验企业主体的责任感和良心。拿我们居高不下的剖宫产率来说，因为患者和医院之间有非常严重的信息不对等，产妇和家人很多时候并不知道剖宫产和顺产之间到底有多大的差别。顺产从羊水破或宫缩开始入院，最长的可能要几天的时间才能完成分娩，而剖宫产的手术时间可能连它的十分之一都不到，但剖宫产的收费远远高于顺产。在医疗资源紧张的环境中，明知顺产无论是短期的产后康复还是长期的身体健康都更有益于产妇，很多医院还是不会劝阻或者拒绝剖宫产的要求。

酒店公寓的每一处细节都精益求精

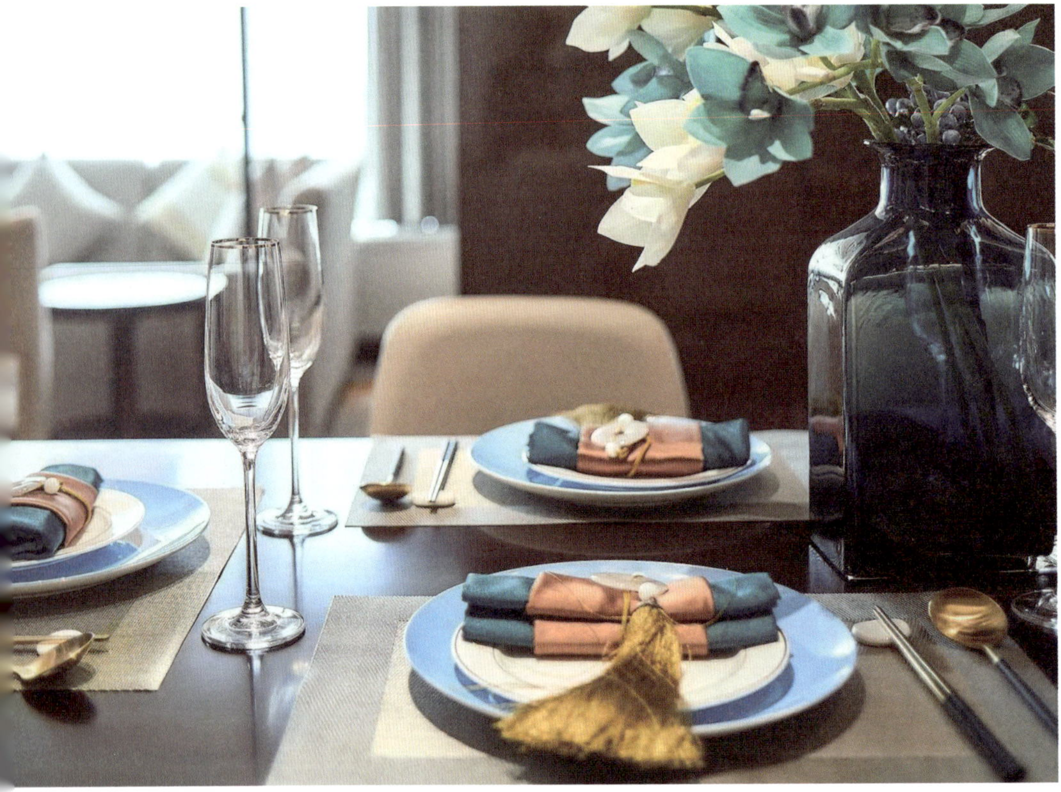

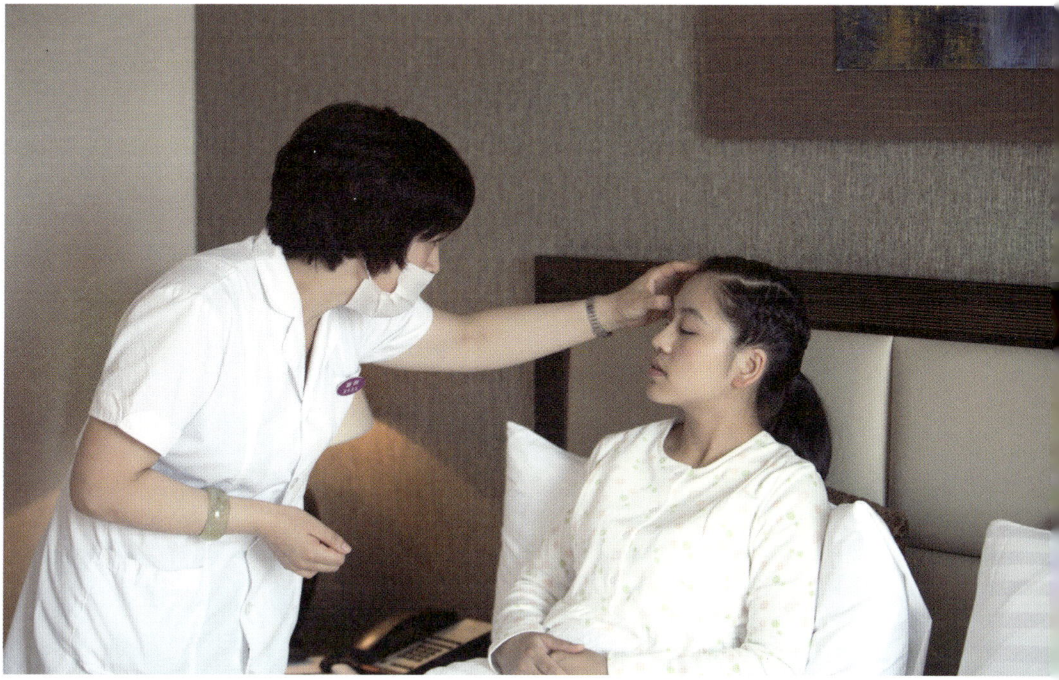

医生每天都会查房，宝妈每一点小变化都看在眼里，放在心上

专业是一种选择

我们能做的有限，但是涉及这么脆弱的群体、这么复杂的生命，我们必须要在自己力所能及的范围里，把专业做到最好。

在这个行业当中十几年，我自然也看到了很多问题，很多品牌风生水起地出现，又悄无声息地消失。可以说从行业高度来说，月子中心还处在一个非常混乱的阶段。

但令我欣慰的是，至少在这十多年来，巍阁已经树立了一种规范、一个标杆。我们很难去左右别人的想法和行为，但是我们可以避开这些急功近利和浮躁的思潮，一步一个脚印，脚踏实地地做好自己。

我们的每一家门店，每个月都有设定服务上限，大多数都不允许同时服务超过 20 个客户，因为这不是流水线，我们不能批量生产。也许每个护士可以照管 30 个宝宝，但是她将可以分给 30 个宝宝的呵护放在一个孩子身上，这个孩子才能得到更好的照顾。我所追求的不是我们服务了多少个客户，而是每一个从这里走出去的宝宝都健康长大，每一个妈妈都美丽依旧。

很多时候，道路就在这里，关键在于如何选择。对怀孕的妈妈来说，她可以选择在家里找一个月嫂来照顾自己，也可以选择到巍阁来接受最专业的照顾。一个女人的智慧，体现于在正确的时间做出正确的决断，你要理智地掌控自己的生活，你要知道没有什么比自己的健康更重要。要知道如何在怀孕、生产、和产后坐月子期间，守卫自己的健康，小到一餐一饭，大到人生道理，都是你的选择。而我们只不过是在这个特殊的时期，略尽绵薄之力而已。

有人情味的产后护理可以提升生命质量

客户不是停留在纸面上的数据，而是一个个鲜活的人，背后都是有生气的故事。

故事积累成历史

我们给每一位入住巍阁的客户都配备了8个人的专属服务团队，而这支队伍每天早上都会碰一次面，交流一下妈妈和宝宝前一天的状态，对原有的护理方案作出适当的微调，以保证服务效果的最优化。而逢年过节难得休息的时候，我们凑在一起，聊到的也总是那些让我们印象深刻的客户。她们不是停留在纸面上的数据，而是一个个鲜活的人，背后都是有生气的故事。

巍阁用专业、标准、规范来要求每一位员工，是为了从根源上提升服务质量。在专业基础上的温情和关怀，是我们始终向往、实施贯彻的大爱。

我们总说人非草木，提供服务的工作人员和被服务的客户之间是被契约关系束缚着的，但在一个月甚至更长时间的朝夕相伴里，这种比爱人、家人更加贴心的呵护总会留下些痕迹。我们总是见到客户离店的时候抱着我们的护理人员掉眼泪，我也很愿意听到她们说巍阁就像是娘家一样，这种情感的纽带，是我们最为珍贵的财富。

我们曾经有位客户已经是三个孩子的妈妈了，之前两次产后都是在自己家里坐的月子。家里为了照顾她请了三位月嫂，一个做饭、一个照顾小孩，一个负责她的日常起居，远超过一般标准，但她还是在哺乳期间出现了乳腺炎等一系列问题。所以等到要三胎的时候，她将视线转到了月子中心，希望在一个专业的地方得到专业的产后呵护。为此她从山西来到北京，走访了很多家月子中心，最终选择了巍阁。

预定的时候她选择了 42 天的套餐，最后足足住满了 100 天。因为每天她身上都在发生变化，而这些变化是她能看得到、感受得到的。水肿消除、体重减轻，不但实现了全母乳喂养，自己的气色也一天好过一天。怀里的小朋友也在茁壮成长，这种健康、饱满的状态，是她之前从未体验过的。之前很多月子期间落下的病根也得到了相当程度的缓解，甚至消除。她一而再再而三地延住，一是想要继续调养身体，二是虽然出了月子的她日常生活已经不受什么影响，但是把宝宝放在巍阁交给专业的护理人员照顾，她在外面做什么都是十二万分的放心。

很多妈妈路过的时候都会来巍阁坐一坐，和我们聊聊天，或者干脆带着宝宝来玩一会儿。我之前正巧碰到一位妈妈，我对她的印象尤为深刻，是因为她的宝宝在入住期间出现了不得不送医的紧急情况，到现在，她提起当时那位护士还是会红眼眶。

那是北京的深冬，天气特别冷，因为妈妈不能见风受冻，我们的房间护士把孩子裹得严严实实的，和爸爸一起带着必要的文件去了医院。数九寒天，护士着急得连一件外套都来不及穿上，赶到医院去跟医生沟通了情况，小朋友就直接被送进手术室了。爸爸在门外心急如焚，不停地打电话联系家人，还要忙着安抚焦急等待的妈妈。医院的走廊

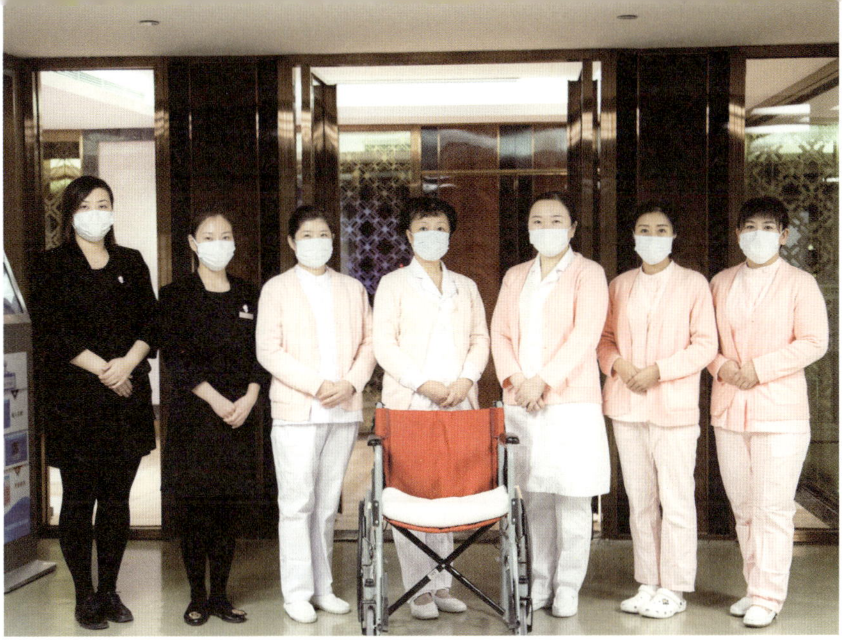

做好送巍妈离店回家的准备了

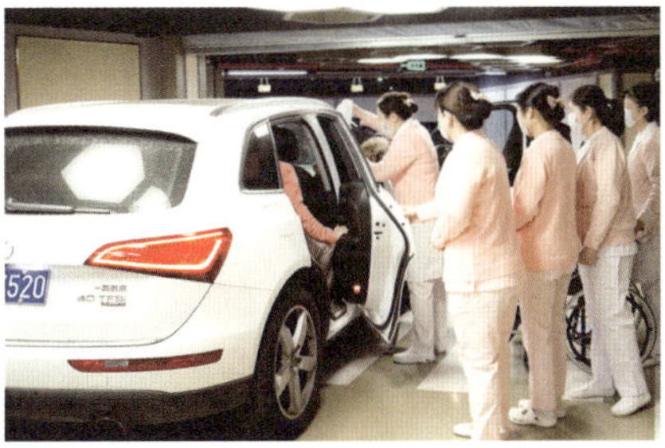

恋恋不舍地送到车边

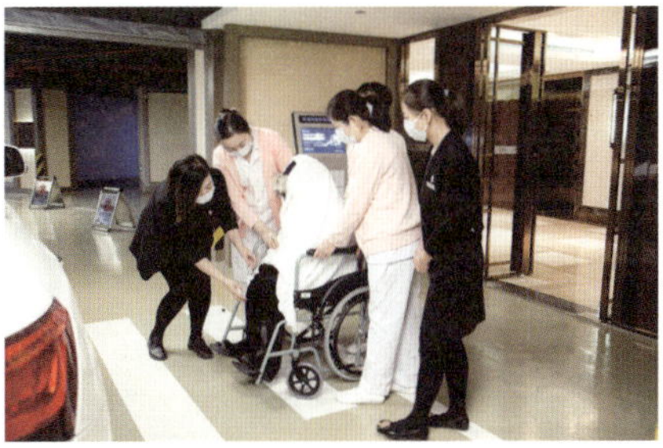

每一次告别都是对更美好人生旅途的祝愿

里也没什么暖气，因为考虑到医生可能需要了解小朋友进食、排便的情况，护士一步也不敢走开，一直在手术室门口等了大半夜，直到孩子进了看护病房才放下心来。

那位妈妈动情地跟我说：“你们是在全心全意地把宝宝当作自己家小孩在照顾的。”

口碑就是财富

无论给客户提供服务，还是通过一次次的服务过程最终建立一个品牌，归根结底都是在构建一种信任关系，这种信任的基础，是我们可以解决他们想要解决的问题，而我们能够解决这些问题的自信，还是源于专业。

顺产有顺产的护理方案，剖宫产有剖宫产的应对手段。我们从孕期开始就进行中医见诊、体质分析，足够的信息收集让我们可以从容地应对产妇产后每个阶段的身体变化。为了实现母乳喂养，营养师、护理师

专业护士24小时的陪伴和服务，让妈妈们不再为照顾宝宝而倍感压力，自然可以一觉到天亮

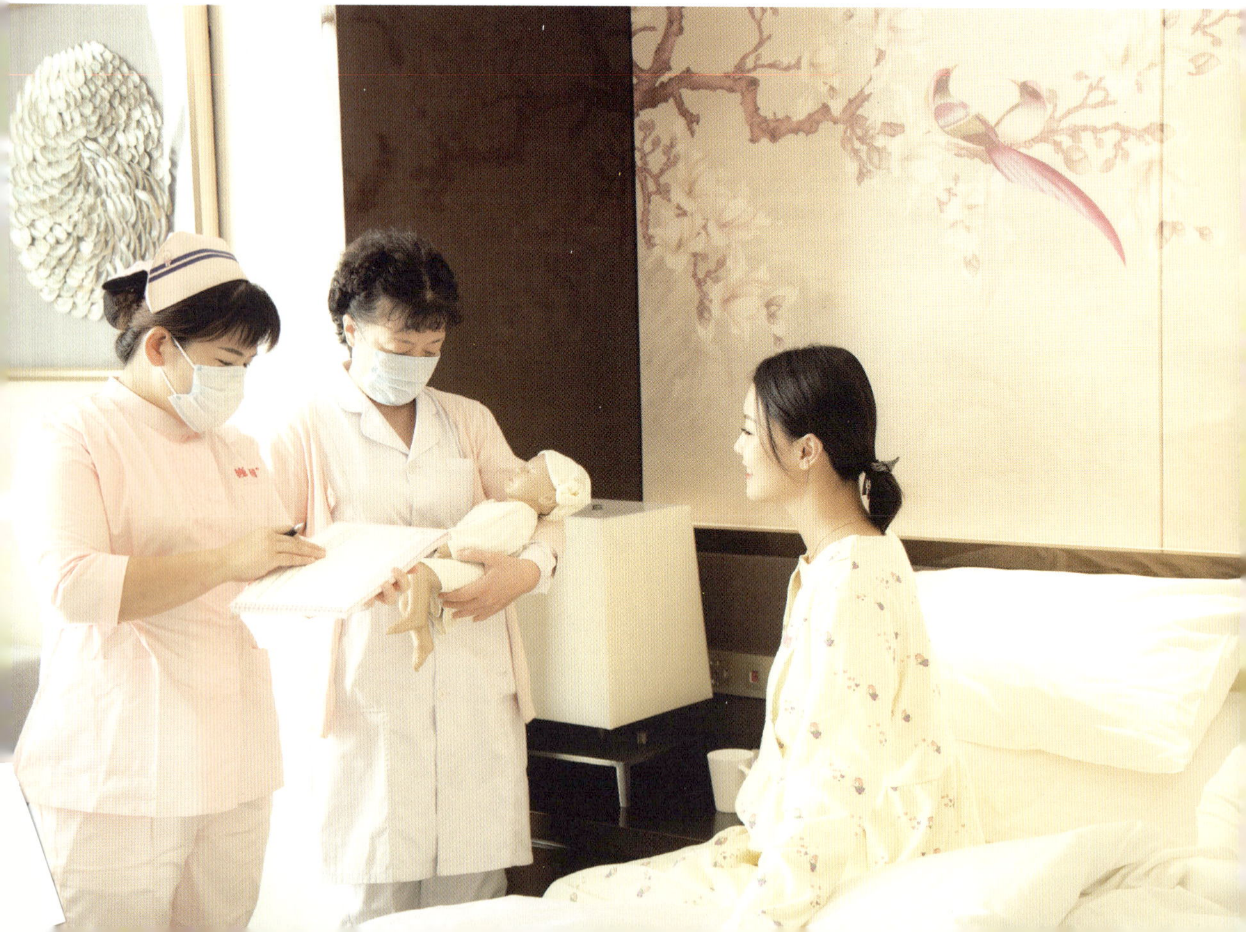

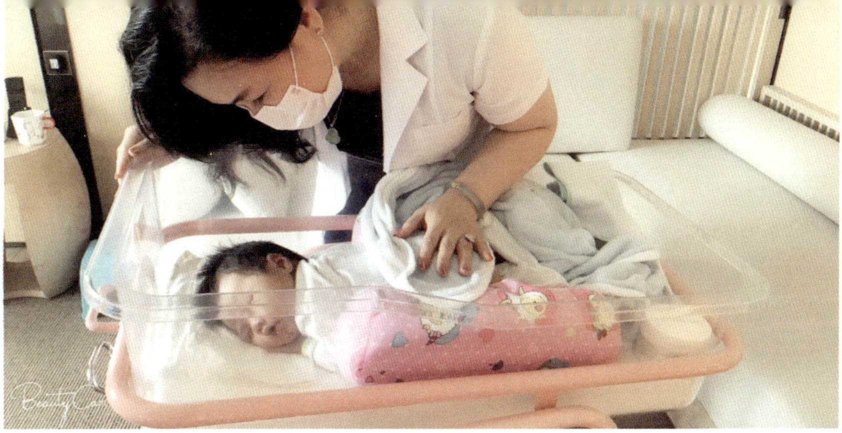

院长妈妈来给宝贝打招呼

和开奶师之间配合无间；为了身材恢复，护士手把手地指导妈妈循序渐进地做产褥操，锻炼盆底肌。这种有针对性的指导，都是要在专业知识、专业技能、专业护理的基础上进行的。而在这整个过程中，我们还要时时刻刻关注妈妈的情绪变化，一方面通过饮食来温和地调整激素水平，另一方面也积极地通过沟通进行安抚和疏导。

巍阁北京亚运村分店的店长曾经是北京大学第一医院妇产儿童医院的退休护士长，在儿科、妇科领域都有丰富的工作经验，让她在退休之后重新穿起护士服的动力，不过是她对那些刚刚拥抱全新生命的妈妈，对那些刚刚降临人世宝宝的无穷爱意。对她而言，现如今的很多客户已经是她女儿的年纪，作为一位德高望重的资深护理人员，她几十年如一日地温情满怀，即便是工作时间之外，也用微信回复着妈妈们各种各样的护理问题。

其实店长、护士长每天的工作都很辛苦，挨门挨户地检查妈妈们和宝宝们的状况，还要时不时坐下和她们聊一聊，了解妈妈们最近的身体变化、情绪变化，一圈走下来也要花掉大半天的时间，很多在巍阁坐月子的妈妈都和她变成了朋友。宝宝离店 100 天回来剃胎发，她拉着小朋友的手低声带笑地跟他说话，小朋友还会朝她笑，伸手要她抱。这一个笑容，一个拥抱，就是对我们勤恳付出最好的回报。

十几年下来，第一批巍阁宝宝已经长大了，各个健康又聪明。如果说他们的母亲在生产之后不会为月子病所累，维持了良好的身体状况，以饱满的精神状态去应对工作、生活是把握住现在的话，这些必定优秀的小朋友们，则正在展露美好的将来。少年兴则国兴，少年强则国强，退回到他们生命的起点，每一点呵护、每一个细节都影响着他们未来的方向。这也是我们传承的使命。

前几天我们一起送一位妈妈离院，孩子姥姥把小孩在车里安置好，又专程绕回来跟我握了握手，对我说："你们是在做善事啊。"

这不是我第一次听到类似的话，但每次看见她们眼中闪着愉快的光芒，都会感觉到宽慰、骄傲和幸福。

坐月子是一个家族的事情

一个新生命的诞生，从来都不是妈妈一个人的事。

南方 vs 北方，姥姥 vs 奶奶

女人是联结一个家族代际关系的纽带，是一个家庭的太阳。婚姻让她开始影响一个男人的后半生，女儿、妻子、母亲的身份让她足以对一个家族产生至少三代的影响。女儿是她从出生起便拥有的身份，妻子是爱情和婚姻教会她的职责，但是一个好的月子中心，是可以教会她怎么做一位母亲。而当她从这所特殊的学校毕业时，三位一体的身份才真正达到了和谐统一。

我们要教会一个女人如何做妈妈，要教会她如何照顾一个新生儿，更是要教会她该以怎样的状态去包容、接纳一个脆弱稚嫩的新生命。

一个生命的诞生，从来都不是妈妈一个人的事。宝爸尚且不说，双方父母加起来就有 4 位老人，碰上年轻点的妈妈，80 多岁的姥姥坐着轮椅都要来看看孙女和刚出世的曾孙，一瞬间两代人、三代人之间的观念碰撞，火花四溅，如果再碰上两家人分别来自南方和北方，问题就更多了。我见过最声势浩大的一次，是北方婆婆和南方妈妈，因为一顿饭的事情，各自端着一把椅子坐在走廊里对峙，我们的护士好说歹说才算鸣金收兵。

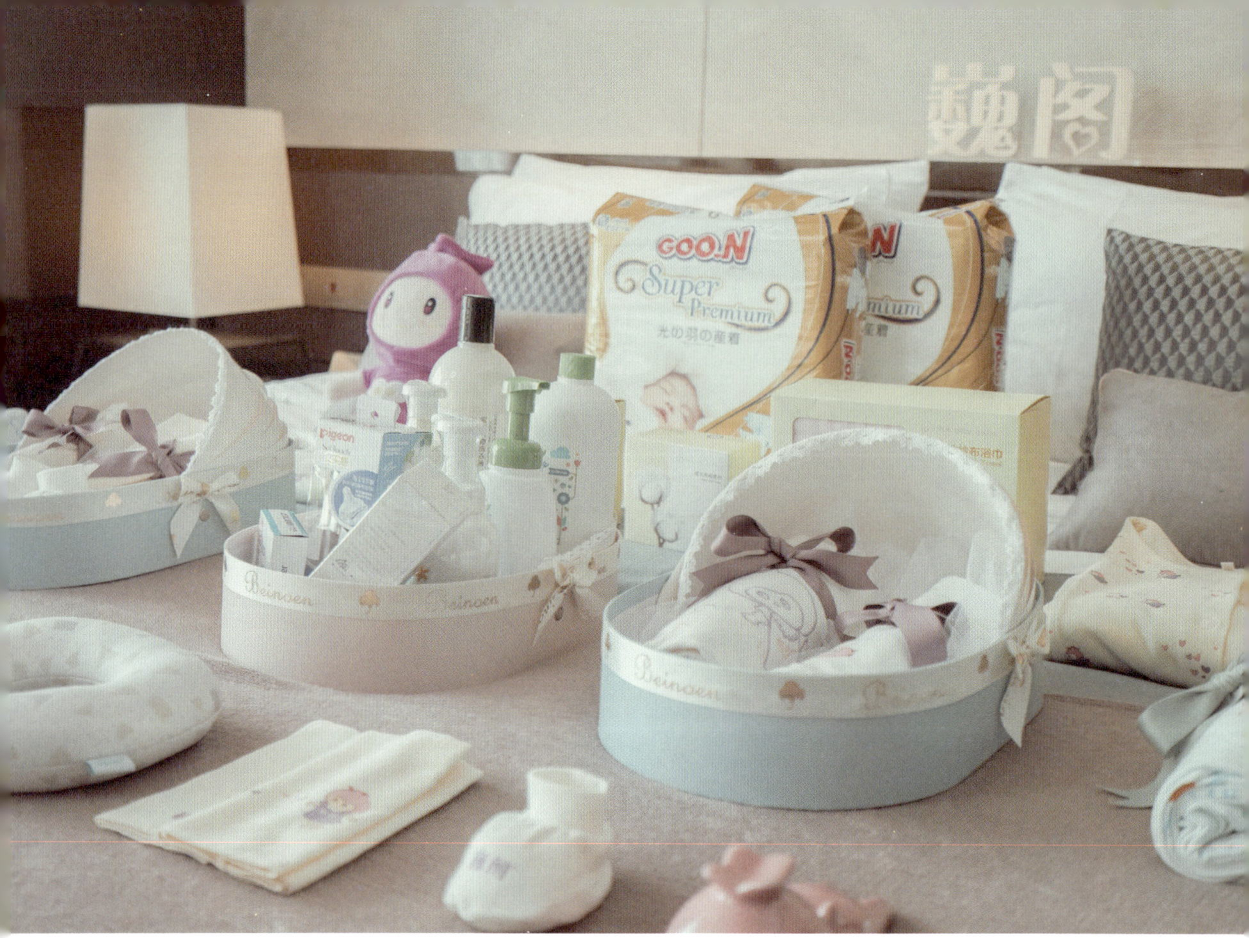

巍阁月子中心配套的母婴用品

其实这种情况也很好理解，无论是婆婆还是妈妈，都曾经坐过月子，觉得在这件事情上有经验、有发言权也无可厚非；再加上社会上有关坐月子的观念更新没有跟上物质生活条件更新的脚步，她们的知识和信息自然有所滞后；另外也有关心则乱的成分在，总觉得月子中心里的工作人员终归是“外人”，不会尽心尽力，才会事事都想插手。

她们的行为都是出于爱，但此时此刻爱却在实际意义上造成了阻碍。

产妇的身体状态每天都在变化，我们没有时间去一点点地说服她们，形成了几十年的观念也不是在一夕之间就能扭转的。我们在产前会尽可能地和陪同前来的家人进行沟通，让他们了解我们专业的护理方式，科学的营养安排。但是冲突真的发生时，我们还是要以产妇和新生儿为绝对优先。毕竟如果像前面那两位婆婆和妈妈一样发展到对峙的程度，必定会影响产妇的心情，在这个脆弱时期，产妇的心情低落、焦躁都是我们最不愿意看到的事情。

我记得曾经有一位婆婆，因为觉得我们的月子餐“不够营养”，直接提了散养的三黄鸡来要给儿媳妇炖汤，被我们的护士和营养师拦住的时候还十分不情愿。营养师就在那边劝她，苦口婆心地解释说我们的营养餐都是专家和中医一起，针对体质定制的，刚刚生产完重要的是排清体内沉积，这个时候直接进补，不但无法吸收还会造成许多问题……真的是苦口婆心。

还有一位一胎妈妈，刚生完孩子第二天家里就嚷嚷着要喝鲫鱼汤下奶，完全不知道一胎时妈妈的乳腺就像头发丝一样细，盲目地催奶其实会造成乳腺堵塞，很容易就会诱发乳腺炎。幸好妈妈自己明事理，严格遵守我们的餐单，把家人一个一个劝了回去。

这也是为什么我一直在致力于将更加科学的观念传播出去的原因。虽然说坐月子这件事来源于传统，但是在两千多年的历史传承当中，已经形成了一个庞杂的体系，这其中有地域分野，也有已经被时代淘汰的糟粕。只有让更多人了解正确的理论和操作方法，才能尽可能减少这种理念冲突的情况。

然而妈妈这边也不尽然都是省心，近些年很多年轻人都有海外求学、生活的经历，有些干脆就是在国外长大，日常饮食习惯也非常的西化，

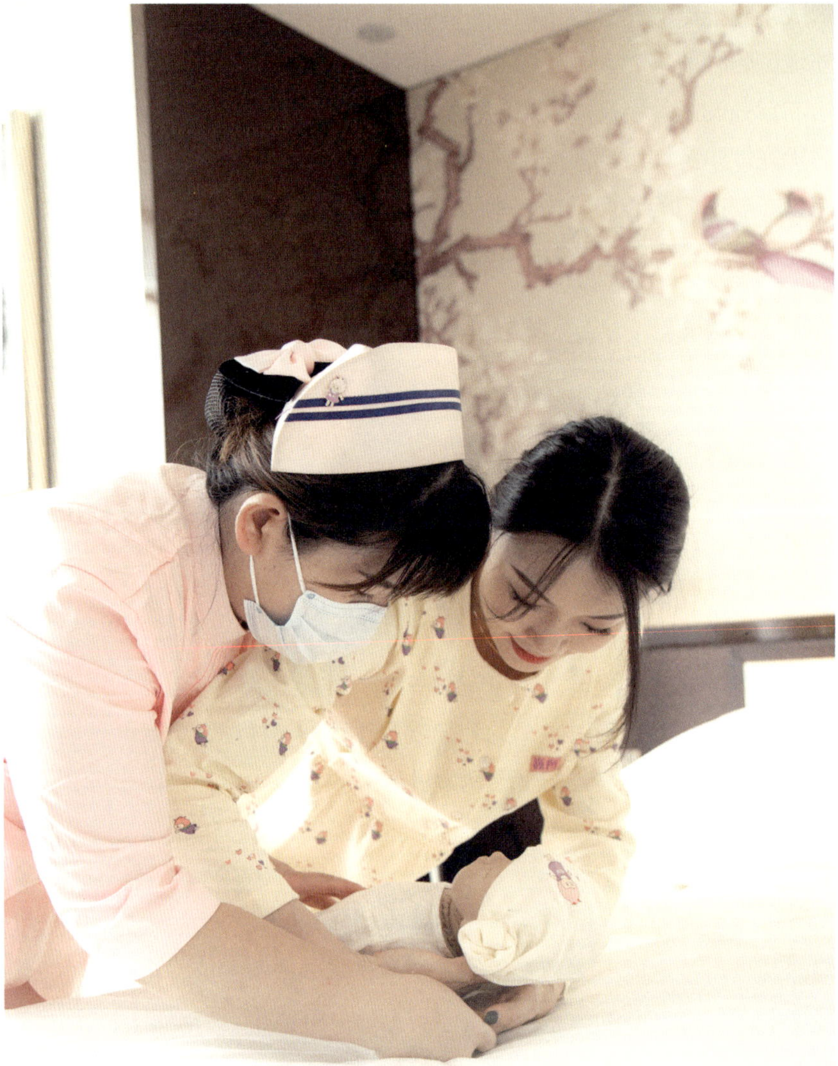

照顾一个刚出生的宝宝，妈妈也有很多事情要从零开始学习

喜欢吃生食冷食，喜欢吃肉排斥蔬菜，这些都是和坐月子期间的食补相违背的。更有甚者是被父母、朋友推荐来这里，却并不信服传统观念，总有自己的主意。有一位在国外长大的年轻女孩来这里坐月子，她在怀孕期间体重增长了将近40斤，减肥的意愿非常迫切，不顾外面寒风四起，每天非要出门散步。护士说她不能见风受凉，她却振振有词地说，天天躺在那里，如果静脉栓塞了怎么办？

其实对于这些担忧和问题，我们都有解决方案。只要按照我们阶段性的产褥操科学地进行肌肉训练，配合月子餐就可以安全有效地恢复形体和体能状态，既然进行了肌肉训练，当然就更不用担心静脉栓塞的问题了。这种盲目西化的行为方式，正好和上一辈人过分仰赖经验和传统的想法走了两个极端。我们总说要辩证地看待问题，对于传统文化和外来文化都该一视同仁，理性对待。

给全家的课程

在坐月子的时候，奶奶和姥姥的存在感总是格外突出，多数是因为她们生过孩子、坐过月子，因而拥有更大的话语权。但是父母和孩子才能构成最小的基础家庭单位，爸爸的角色是不可或缺的。社会上总说“丧偶式育儿”，很多时候并非父亲不想参与，而是不知道如何参与。

刚刚来到这个世界的新生儿是零岁宝宝，他们的父母也是零岁父母，妈妈和爸爸分享了相同的喜悦，也面对着相同的困惑。母性的本能让妈妈逐渐摸索出了和新生命相处的方法，而无法承担哺乳职责的爸爸，则需要用其他的方式解决这些困惑。

所以我们联合儿童心理学家和专业的护理人员，给宝爸们开设课程，

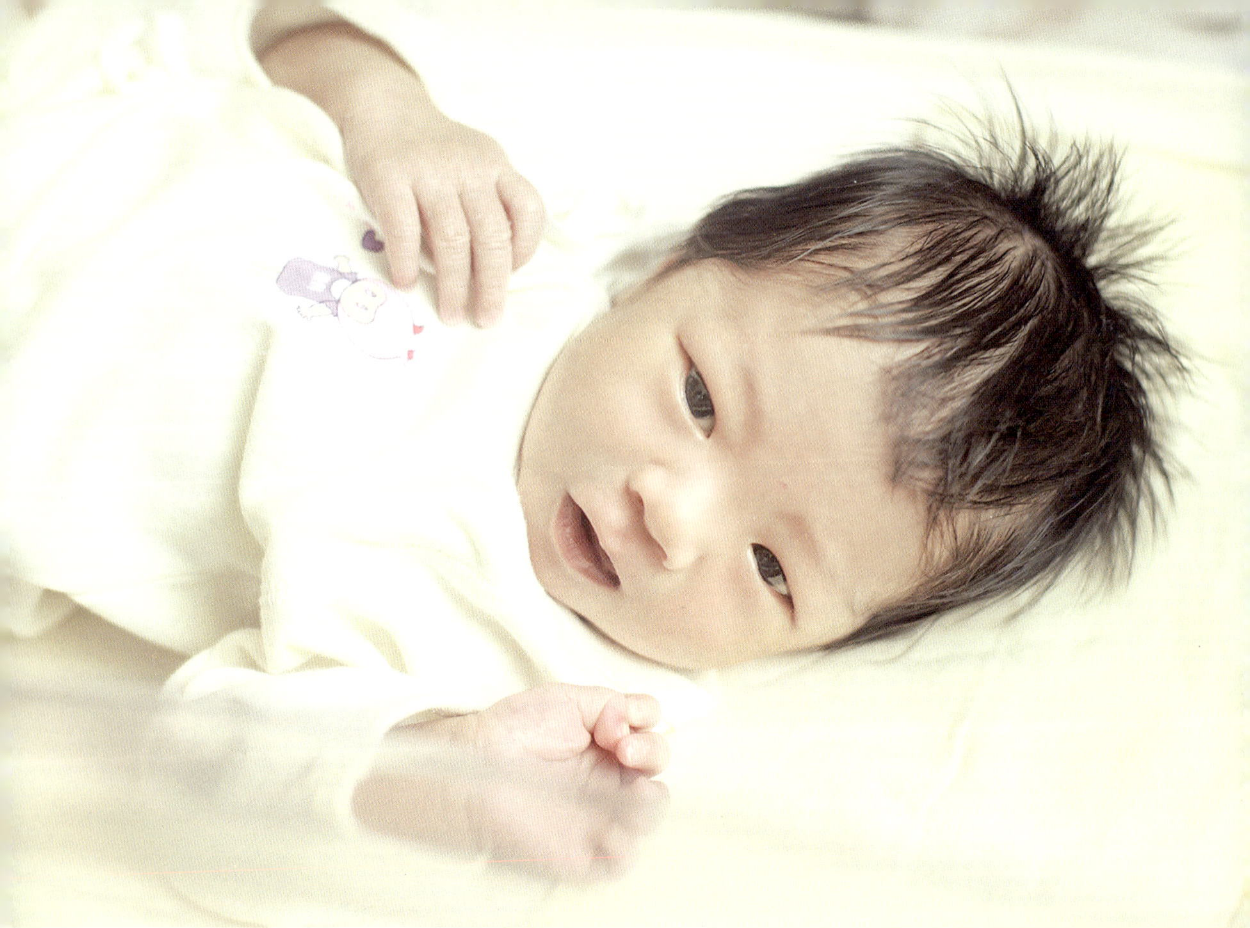

可爱的巍阁宝贝

从抱孩子的姿势、换尿布的方法、拍奶嗝的动作开始，教他们如何照顾新生儿，也从心理上让他们和妈妈一起，去了解、接受、包容这个脆弱的小生命。这个需要被抱在怀里的小家伙是稚嫩的，爸爸妈妈也是稚嫩的。家庭结构的改变带来了社会关系的改变，在宝宝逐步了解这个世界的同时，他们也在拥有一个全新的身份，全新的视角。

除此之外，爸爸的参与不仅仅体现在照顾孩子的诸多细节上，更重要的是通过关怀和陪伴，达到情感上的完整。我一直在强调因为激素水平的突变和生理体征的改变，生产之后的妈妈会在相当一段时期里处于一种敏感、低落的情绪状态当中，这个时候爸爸的陪伴、关爱都是必不可少的，也让妈妈更容易保持积极的心态，这种心态会影响到妈妈的身体，进而影响到刚刚出生宝宝的健康。不到一个月的小朋友也许不会表达，但从他们睁开眼睛的那一刻起，他们就在以自己的方式了解这个世界。每一点爱都会留下痕迹，一个心灵健康的宝宝，必然是在一个爱意丰沛的家庭中长大的。

一个好的月子中心是女人的学校，一个好女人，是一个家族的幸福保障，一个家族兴盛的命脉所在。

思及此，更觉得我在做的是一件意义重大的事情，它关乎一个女性的健康，关乎一个崭新的生命，并由此影响了一个家庭的和睦，一个家族的延续。就像用积木搭建房屋一样，每个人都是一块积木，搭出一个小家庭、一个大家族，最终完成了中华民族的图景。

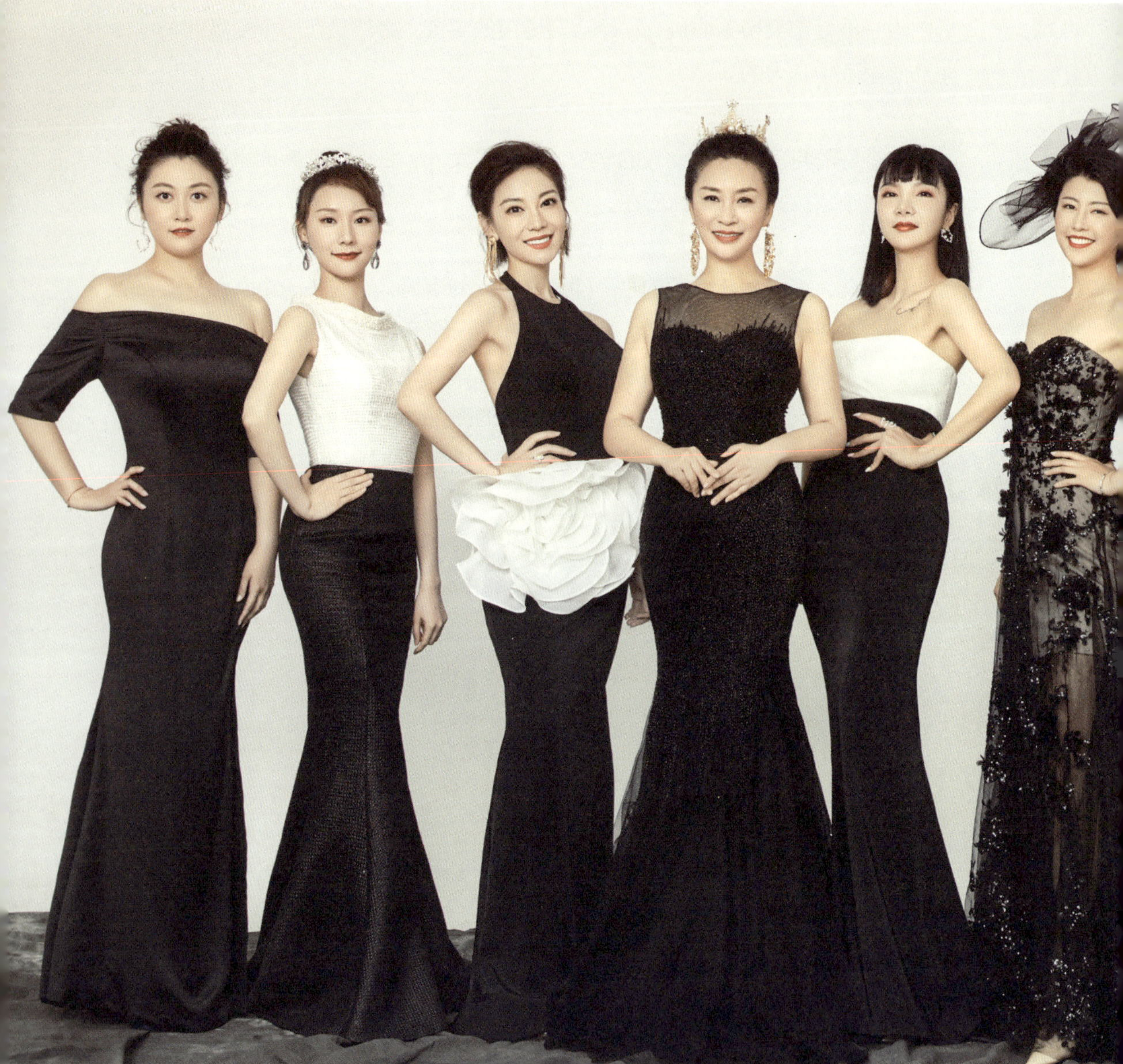

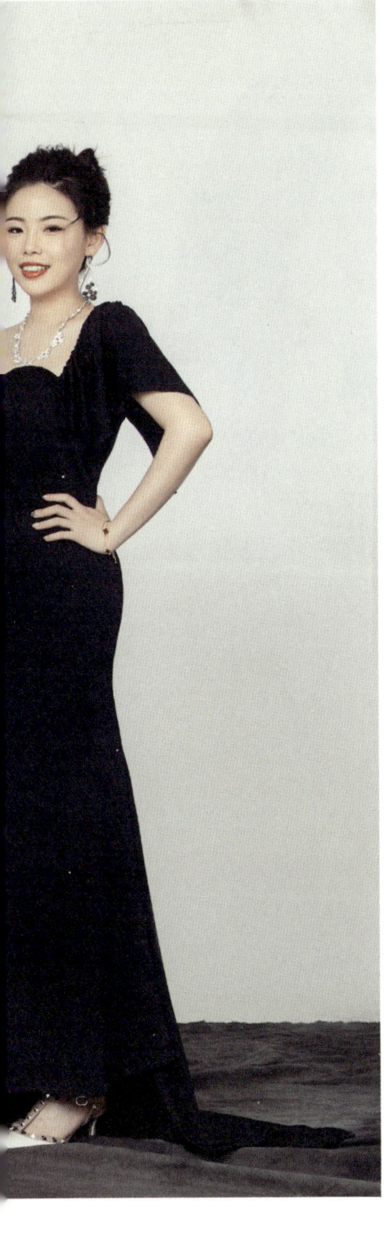

4

附录

APPENDIX

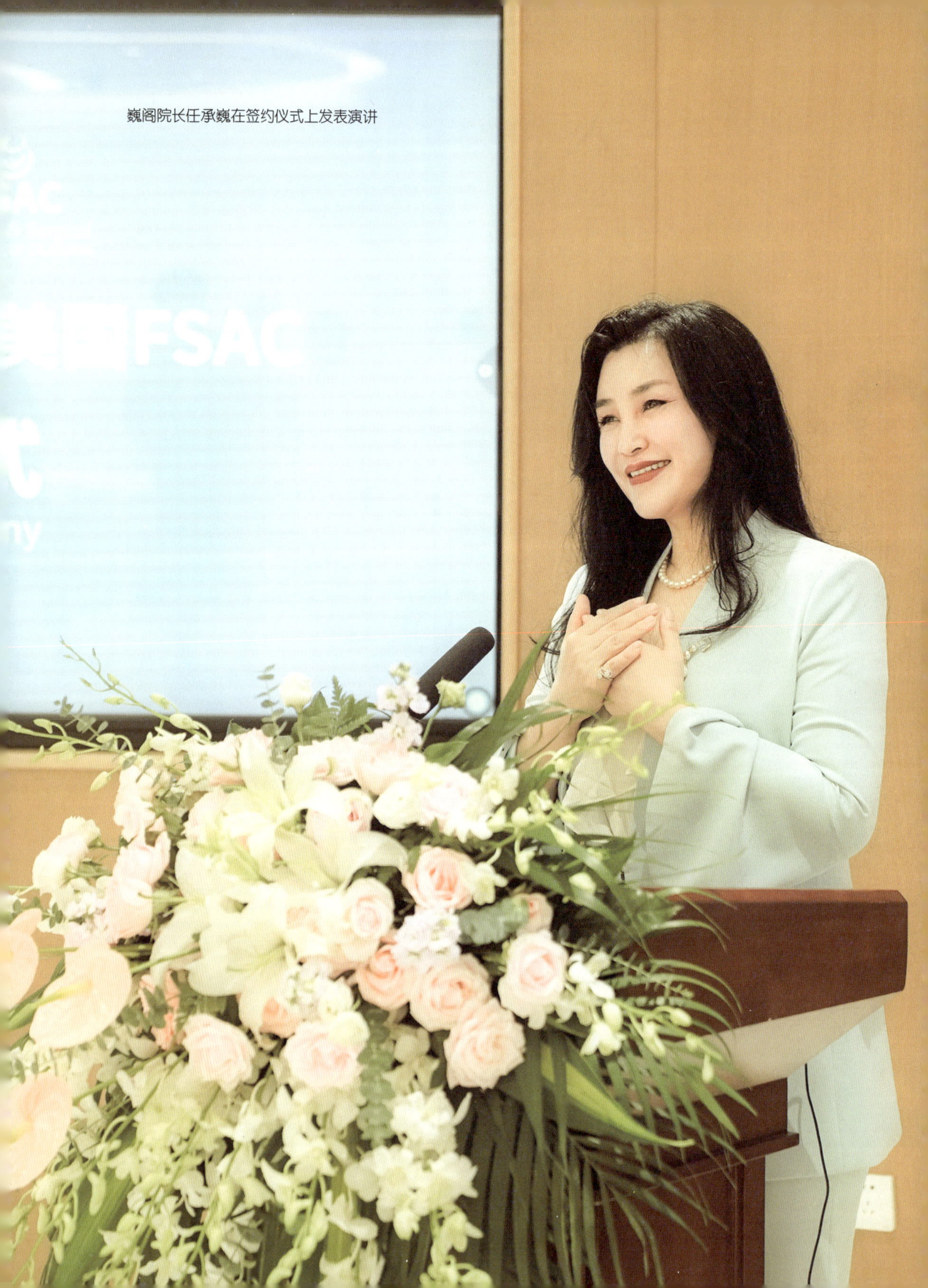

巍阁院长任承巍在签约仪式上发表演讲

附录一

巍阁创新

巍阁月子中心，筹建于2006年，2008年正式注册运营，是中国内地月子行业的先行者和标杆。

一、巍阁第一项创新——改变集中护理模式，推行24小时母婴同室

巍阁月子中心成立之初，引进台湾产后护理专业技术，并在发展过程中不断研究和创新，率先打破台湾“母婴分离式”坐月子的集中护理模式，创新了“24小时母婴同室，专业护士一对一贴身护理”的新模式。在顺畅实现母乳喂养、建立良好亲子关系、保障母婴的安全感、奠定新生儿科学规律的生物钟、培养和启发新生儿的性情和智力等各个方面，体现了母婴同室不分离的独有优势，并且从根源上杜绝了新生儿集中护理产生交叉感染的风险，将月子行业的护理风险降到最低。

专业化的巍阁护理团队也建立了在客户群中的口碑。

二、巍阁第二项创新——医护专业人员贴身护理取代非医护专业人员护理

巍阁成立之初，在引进和借鉴台湾护理模式的同时，在护理人才的选用上，通过实地考察和反复研究，率先改变了台湾聘用“保姆”等非

医护人员护理的方式，全面采用专业医护人员，从事一线床头贴身护理。这一创新改革，从专业上实现了每天 24 小时不间断的“生命体征”数据的实时监测，实现了对脆弱多变的产褥期母婴身体和生理风险评估的预测、预判、预警和预告。护士通过专业的医用测量器具的规范使用，结合本中心聘请的产科专家、儿科专家、中医专家的临床评估，对于可能出现的危情和病情，能够做到及时送医，有效实现了月子中心和医院的无缝对接，及时控制风险和病情，让处在月子期免疫力低下的母婴，得到全方位的专业守护。

巍阁能够及时发现疾病隐患并使母婴得到及时有效的救治，至今保持着安全运营的记录，无重大事故，无延误送医事件。同时，巍阁也为行业树立了专业坐月子的标杆，引领了月子行业纷纷转向“专业护士照顾月子”的新趋势。

三、巍阁第三项创新——独立的月子餐专业厨房，实现个性化定制月子餐

2013 年，巍阁建立了独立的月子餐厅，实现月子餐研发和制作同步进行，创新推出“当顿新鲜制作，当顿热配送”的一条龙服务，改变了市场固有的“冷链配送，顿顿加热”造成的营养流失的弊端。同时，月子餐厨房杜绝了传统制作月子餐的初级方式，杜绝普通人和产妇混用一个食堂厨房，让专业的月子餐厨房从传统的食堂中剥离出来，让月子餐厨房实现独立、专业、净化、绿色、天然，让每一口食材都是新鲜的，每一餐都是按照药食同源的理论，依据产妇的体质，进行调理的定制化月子餐。

巍阁月子餐厨房项目的高标准和专业化，从根本上保障了产妇身体调养的健康恢复进程，实现了塑身、美颜、养气、补血、母乳、康复等一系列产后休养需求。

四、行业贡献——牵头制定行业国家标准，向全国开放技术和品牌，推广科学坐月子

2013年，巍阁受国家保健服务标准化技术委员会（健标委）的委托，担任“母婴保健国家标准工作组”组长，着手制定母婴保健行业国家标准。经过近4年的不懈努力，《母婴保健服务场所通用要求》国家标准于2017年9月1日正式颁布实施，国标号码：GB/T33855-2017。国标的实施对于规范母婴保健行业，具有里程碑式的意义。

2014年，拥有广泛的市场口碑和美誉度的巍阁，在制定国标的同时，将多年成功经验付诸行业共赢。为推动行业向专业化发展，也为让更多母婴得到科学专业放心的照料，造福更多家庭，巍阁开放全国连锁加盟事业，以“24小时母婴同室”“24小时专业医护人员一对一服务”为代表；由中医师、儿科医师、产科医师、营养师、母乳喂养指导师、产康评估师、早教老师、专业厨师及各级护理服务人员，共同组成近十人团队，为产褥期母亲提供“依据每一位母亲体质的不同，一对一定制”专属专享的产后护理、调养、康复方案，为每一位新生儿保驾护航。

依据体质个性化定制的巍阁模式，为每一位巍阁客户量身打造，实现了服务成果和康复效果“每日可见”，获得了产褥期客户及其家庭的广泛认可。

为了让全国各地的客户都能就近享受到专业服务，从2014年起，

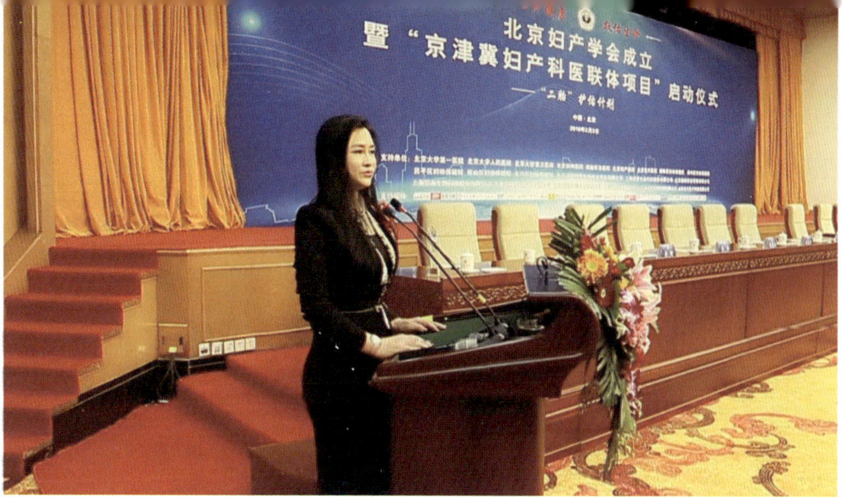

巍阁院长任承巍在北京妇产学会成立暨"京津冀妇产科医联体项目"启动仪式上发表演讲

巍阁逐步在全国各地开设品牌加盟店和技术加盟店逾百家，为更多有志从事母婴行业的人士提供全方位的支持，也满足了很多家庭专业坐月子的康复需求。

五、巍阁精神及巍阁情怀

巍阁致力于母婴健康产业发展的同时，积极投身慈善事业，为贫困儿童捐款捐物，多次带领组织公益捐赠，累计捐款逾百万元，同时发起多次定期义工活动。2019年，巍阁院长任承巍捐助"天使宝贝"公益组织，并担任北京名誉理事，参与烧烫伤儿童救助等多项公益活动。

同时，每年巍阁还为军人、教师、医生等身在奉献岗位的从业人员提供一定额度的减免和优惠。

从成立至今，巍阁服务数万家庭，造福无数母婴。巍阁人也将继续致力于母婴保健健康产业的发展，继承流传两千年的坐月子文化，将祖先留给我们的智慧遗产发扬光大。

附录二

巍阁大事记

一、大事记

巍阁成立 15 年，经历了许多大事，也得到了各级政府和组织的关怀和支持，获得多项重要荣誉。

- 2012 年，巍阁荣获“母婴年度品牌”
- 2013 年，巍阁荣获“2013 中国最具特色健康管理月子会所”荣誉称号
- 2013 年，月子中心行业推举巍阁为行业国标组长单位，牵头制定国家标准

巍阁十年，妈妈们都回娘家来“过生日”了

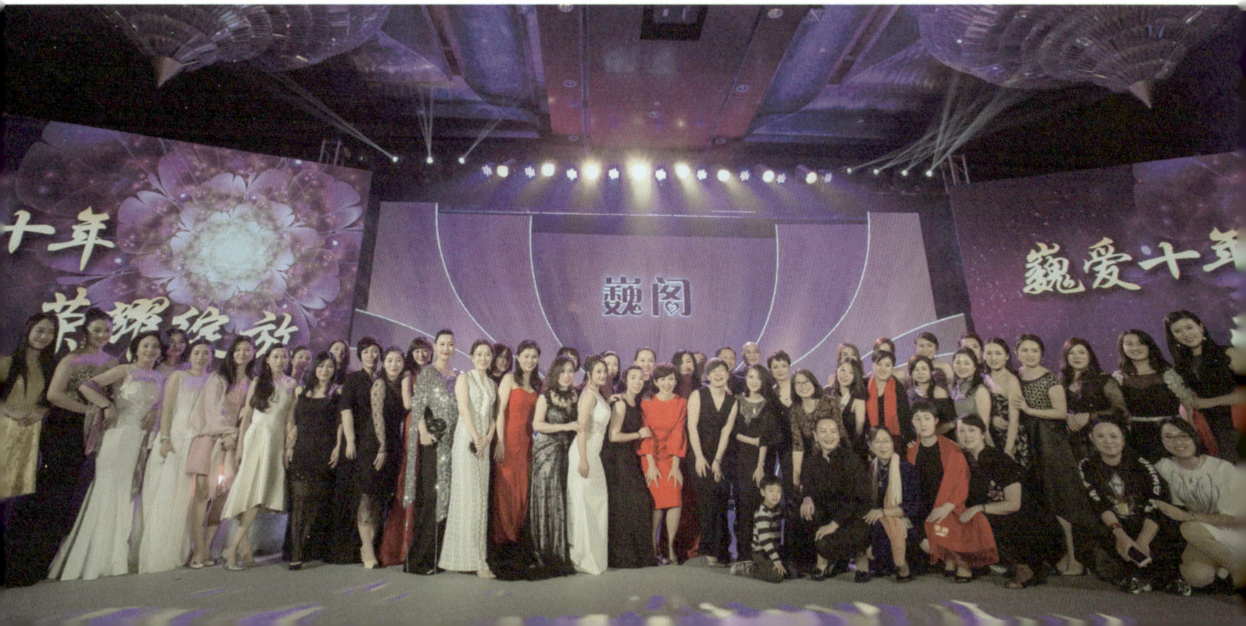

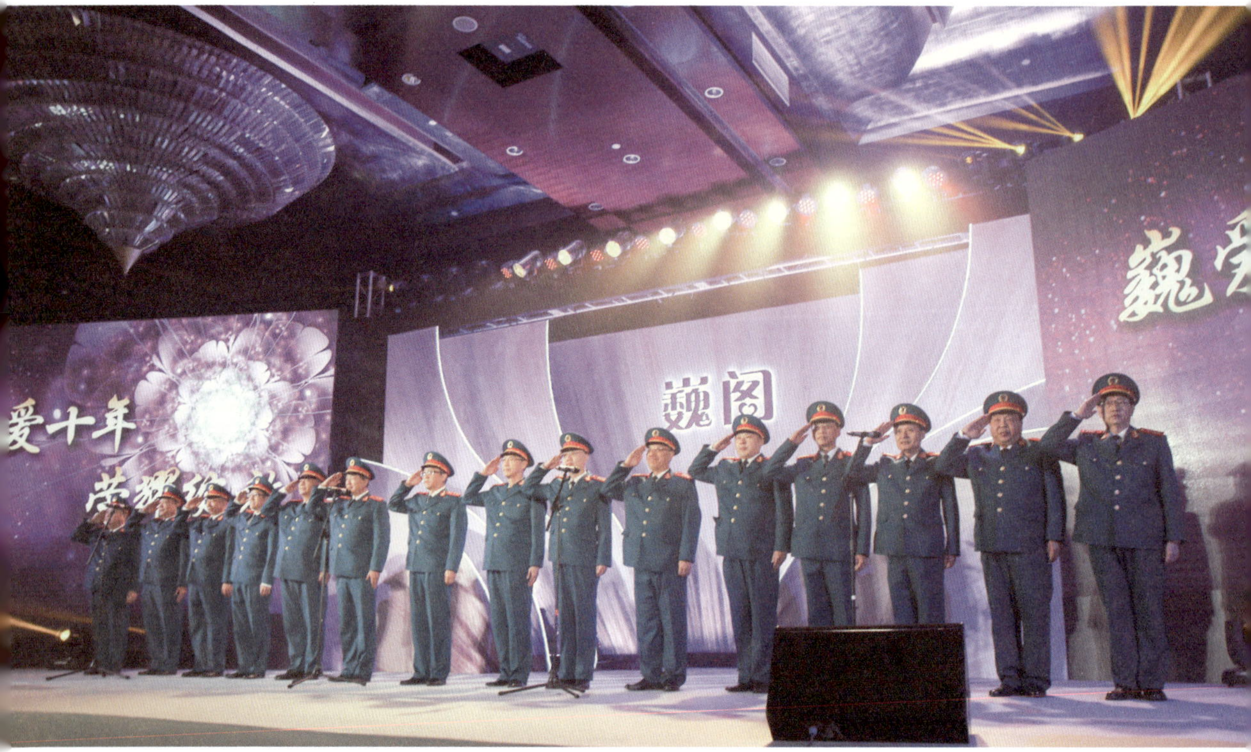

将军们保家卫国，巍阁护航健康

- 2013 年，健标委授予巍阁“国家标准工作组组长单位”荣誉称号
- 2014 年，新浪年度盛典，巍阁荣获“最具品牌影响力月子护理机构”荣誉称号
- 2015 年，巍阁荣获“五星级母婴保健服务机构”荣誉称号
- 2015 年，全国妇联宣传部授予巍阁“和谐家庭·幸福品牌”荣誉称号，授予巍阁创始人任承巍院长“和谐家庭·幸福大使”荣誉称号
- 2016 年，巍阁院长任承巍获得“2016 母婴行业领军品牌年度人物”荣誉称号
- 2016 年，巍阁月子中心作为发起人之一，筹建了月子中心行业联盟，同年召开第一届月子中心行业联盟年会
- 2016 年，巍阁十周年庆典召开

- 2017 年，巍阁月子中心作为发起人的月子中心行业联盟成立
- 2017 年，巍阁牵头制定的《母婴保健服务场所通用要求》国家标准正式由国家标准管理局颁布
- 2017 年，巍阁被国家有关部门指定为“GB/T 33855-2017《母婴保健服务场所通用要求》国家标准示范单位”
- 2017 年，巍阁获得中国管理科学研究院学术委家庭心理健康教育专业委员会“研究生实践基地”荣誉称号
- 2018 年，巍阁荣获“2018 年度孕婴童行业知名连锁机构”荣誉称号
- 2018 年，巍阁获得北京妇产协会“副会长单位”荣誉称号，巍阁院长任承巍获得“特邀护佑专家”称号
- 2018 年，巍阁院长任承巍被布隆迪驻华大使馆聘请为“中布女性专委会顾问”
- 2019 年，巍阁登录南极科考站长城站

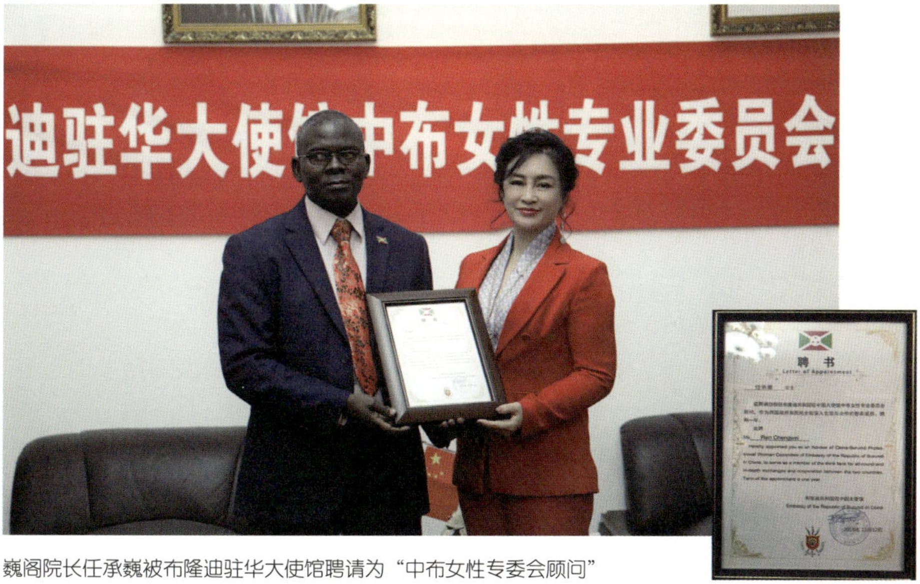

巍阁院长任承巍被布隆迪驻华大使馆聘请为“中布女性专委会顾问”

● 2020 年，巍阁在行业内率先启动“咽拭子核酸检测”

● 2020 年，巍阁深圳二店开业，完成了广东省一省八店的布局

● 2020 年，巍阁连续四年获得“五星级母婴保健服务机构”荣誉称号

二、重要媒体采访及报道

● 2009 年 2 月 9 日，广州《南都周刊》采访巍阁月子中心

● 2010 年 10 月 29 日，巍阁院长任承巍担任深圳电视台《22 度观察》160 期节目特邀专家

● 2012 年 1 月 19 日，北京电视台生活频道《生活调查》栏目报道巍阁月子中心

● 2012 年 5 月 13 日，北京电视台公共频道《陪你逛街》栏目报道巍阁月子中心

● 2013 年 4 月，第七届中华健康管理论坛上，巍阁总裁迟春戈接受中国经济网采访

● 2013 年 10 月，巍阁总裁迟春戈接受中央电视台数字频道《影响力对话》栏目专访

● 2015 年 11 月，香港有线电视台专访巍阁月子中心

● 2015 年 11 月，美国杂志 *Inc.China* 采访巍阁月子中心

● 2015 年 12 月，中央电视台财经频道《消费主张》栏目专访巍阁月子中心

● 2016 年 2 月，香港 NOW 频道专访巍阁月子中心

● 2017 年 5 月，澳大利亚杂志《澳中商圈》采访报道巍阁月子中心

● 2018 年 8 月 13 日，美国纽约时报中文网专访巍阁月子中心

● 2019 年 10 月，巍阁院长任承巍被《中华儿女》杂志“我与共和国共成长・70 年 70 人”专题报道

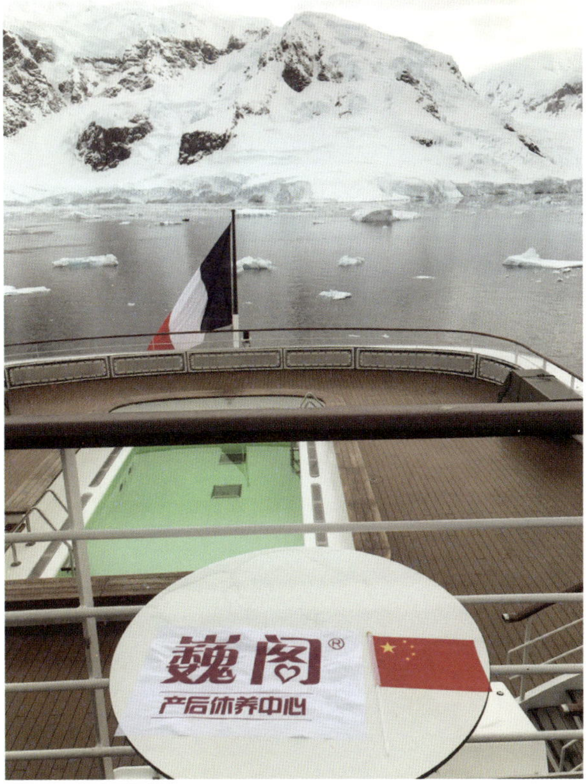

巍阁受邀出席《南极论坛》

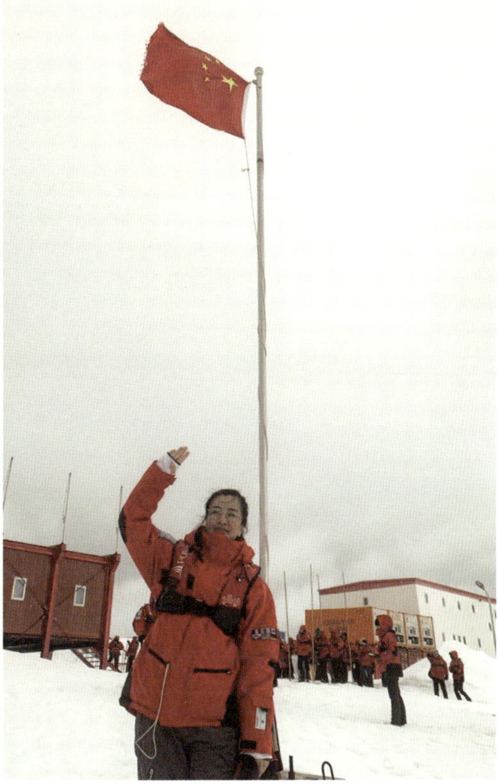

在南极长城站国旗下跟冰天雪地打个招呼

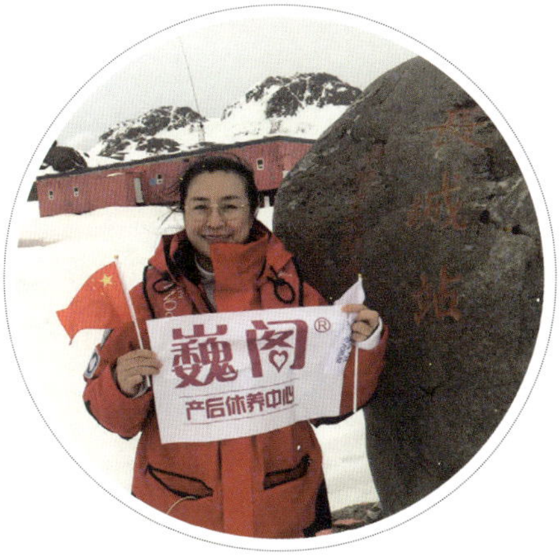

巍阁登峰造“极”（南极长城站）